CODE THÉRAPEUTIQUE.

MÉTHODE D'IMBIBITION.

Imprimerie de BUREAU, rue Coquillière, 22.

CODE
THÉRAPEUTIQUE.

MÉTHODE D'IMBIBITION,

DANS LAQUELLE ON CONSIDÈRE

L'INFLUENCE

QUE LES LIQUIDES POTABLES PEUVENT EXERCER SUR L'ORGANISME MORBIDE,

OU

TRAITÉ DES TISANES,

PAR

Le Docteur G.-E. NORGEU.

Ἄριστον μὲν ὕδωρ.
PINDARE.

Paris,
GERMER BAILLIÈRE, LIBRAIRE-ÉDITEUR,
17, RUE DE L'ÉCOLE-DE-MÉDECINE.

1846.

PRÉFACE.

L'usage de confier au véhicule aqueux les simples pourvus de qualités médicatrices ayant prévalu dans les temps philosophiques de la Médecine, chez les Égyptiens, les Grecs, et depuis à peu près un siècle en Europe, nous avons pensé aussi, d'après notre instruction acquise dans les hôpitaux, que c'était un des meilleurs moyens de modifier l'organisme morbide. Le nombre des condiments s'étant augmenté, s'est rencontré avec un non moins considérable des affections auxquelles ils sont destinés ; et ce rapport, quoique le plus souvent justement apprécié, n'ayant pas cependant trouvé grâce devant les partisans d'autres mobiles, nous avons dû revenir sur ces rapports afin de nous édifier. La marche que nous avons suivie pour les connaître, nous ayant paru la plus courte, est nécessairement celle que nous avons tracée pour ceux qui voudraient l'étudier après nous, et nous avouons tout de suite le stratagème qui nous a réussi. Contrairement aux auteurs entraînés par les idées antérieures à la découverte des remèdes, qui, adaptant chacune ou plusieurs des propriétés reconnues dans les drogues aux maladies ou tout au plus à quelques-unes de leurs phases, nous avons accepté dans la pathologie les formes les plus saillantes qui semblent dessiner l'universalité des maladies ; et ce choix n'était pas fait, qu'il nous a paru même devancé par des groupes de médicaments qui semblaient s'y rattacher. L'idée d'inflammation s'est aussi vite placée dans notre mémoire que celle de rafraîchissants, de mucilagineux et de froids; celle d'irritation, qui l'initie toujours si elle ne reste stationnaire, s'est rencontrée avec les calmants, les antispasmodiques, et celle de l'humeur avec les altérants qui la modifient. Les différences en plus, en moins dans ces formes nosologiques et dans ces qualités médicatrices, les différences d'organisme affectées par ces mêmes modes ou dans l'ontologie, l'alliance même de ces divers éléments voulaient rencontrer des puissances aussi variées qu'opposées. Ce problème fut résolu dans toutes ses parties en parcourant l'organisme, le mettant en regard avec ces formes si saillantes, les entités qui peuvent l'affecter, et représentant conduits par l'analyse les facultés pures ou multiples des remèdes suivant l'unité ou le nombre morbide; c'est-à-dire que, dans trois grands cadres qui supposent dans les maladies qui y figurent les caractères décélés par le nom même du cadre, se trouvent rapportés toutes les affections du ressort de la pathologie interne et la tisane qu'on a l'habitude de leur adresser ou plutôt les condiments qui servent à la former : conséquemment la dose, la quantité de véhicule qui se trouve en rapport avec l'imbibition exigée des malades, et du reste formulées à l'avance par le classement des États, comme on le verra écrit sur une grande table. Maintenant expliquons-nous, pour nous faire comprendre ou excuser, sur les sections qui partagent le texte et les répétitions où nous avons été obligés, et nous voyons que malgré nous il faut encore nous répéter pour les expliquer.

L'universalité des maux qui nous accablent, et dont l'essence est aussi diverse que mélangée, ne peut cependant résister au coin analytique qui la pénètre. En effet, que voyons-nous, sinon des maladies mécaniques ou ressortant de la faculté d'action matérielle; et une fluxion de poitrine et une cérébrite sont des maladies mécaniques comme une plaie, une fracture; ou des maladies spécifiques, c'est-à-dire dont l'essence est ignorée ainsi que la source. Maintenant les différences qui peuvent distinguer les premières sont dans un cas de se montrer sous des formes qui puissent affecter de très peu près l'organisme, comme les affections comprises dans le mode d'*irritation*, et dans l'autre de s'en emparer violemment, c'est le *Mode vasculaire;* et les secondes, qui forment l'*État humoral*, dans la faculté de se reproduire sous la forme des premières. Ceci paraîtrait bien confondre les caractères, s'il différentie les facultés; mais l'État vasculaire laisse aussi dans sa retraite des ferments humoraux. Cette mutation dans les causes morbides serait un fait de très petite portée s'il ne devait entraîner avec lui les considérations si importantes des remèdes, qui, ne pouvant les suivre dans leurs voyages, doivent être appliqués sitôt leur retour. Il fallait donc voir les maladies larvées sous toutes les formes, rappeler les exanthèmes de l'État vasculaire pour compléter l'histoire des virus dans un article ajouté; et c'est la même raison qui a fait représenter ceux qui la complètent dans le cadre humoral, à l'appel des appareils organiques d'où ils naissent. Quant à cette triple inspection morbide sous les rapports d'identité organique, rien de plus naturel que de traduire ce qui est : et si cela paraît nouveau, rien ne l'est moins que la différence entre le coryza léger, l'inflammatoire et l'ozène; le simple mal de gorge, la synanche aiguë et les chancres rongeants du pharynx; la bronchite puérile, la péripneumonie et la phthisie pulmonaire; les palpitations nerveuses du cœur, l'inflammation aiguë de ses membranes et l'anévrisme passif; que la gastralgie, la gastrite aiguë et le pylore.

Dans toute la pathologie ces formes sont aussi tranchées, parce qu'elles en sont les apanages principaux. Mais poursuivant les considérations générales de thérapeutique, et particulièrement sur la méthode qui fait le sujet de ce traité, nous donnons une connaissance plus précise des médicaments, de leur administration; et, dans la discussion des divers rapports que le remède et le génie morbide amènent, il en jaillit un principe qui, né de la classification de l'un et de l'autre, apprend à distinguer le premier et appliquer le second. C'est, comme on le prévoit, une clé pratique propre à donner le moyen de diagnostic, le seul simple et nécessairement facile qu'on ait encore proposé, et l'indication suivant. Ainsi, après avoir reconnu auquel des États vous avez affaire (leur nombre est minime, et leur description est tracée avec assez de netteté pour qu'il soit difficile de les confondre), cette reconnaissance faite, les deux tiers de la pathologie sont déjà hors de votre investigation. C'en est assez pour que vous puissiez appliquer toute méthode générale et déjà faire un choix dans l'une d'elles. Ainsi, les bains à l'irritation, la saignée à l'état vasculaire, les purgatifs à l'état humoral; et de plus les infusions aromatiques dans le premier, les mucilagineux dans le second, les décoctions de racine, de tiges, de pampres âcres dans le dernier. Mais c'est une maladie instante, il faut préciser? Eh bien, les signes de l'état vasculaire ne sont-ils pas ceux de la douleur exaltée toujours sensible dans un appareil quelconque. Appliquez-donc sangsues, ventouses sanglantes, cataplasmes, emplâtres opiacés sur le lieu d'élection. Cependant pour l'irritation, l'état humoral, la douleur ne vient pas livrer l'appareil? Il faut donc le chercher, et vous en aurez tout le loisir en suivant le traitement général indiqué pour ces états. Du reste, vous ne courez qu'un risque, c'est de guérir le malade sans avoir dit le nom de la maladie.... Ce serait un fâcheux précédent. Mais enfin? Ne vous souvient-il pas que les maladies sont ou organiques ou classées suivant l'ontologie? C'est vrai, et? Si j'abrège tout, vous ne lirez pas mon livre.

INTRODUCTION.

Dans un art où chaque limite est une entrave au bonheur de l'homme, le devoir du praticien, après les avoir précisées, n'est-il pas d'essayer à les franchir? Qu'elles soient probatives pour les maladies où règne notre impuissance ou négatives dans les moyens de notre art,.... cette proposition dilématique n'en est pas moins pénible; mais elle doit susciter deux études différentes. Après le diagnostic et l'indication, elle montre encore la formule isolée. Dans une science mathématique, on aurait aucun intérêt à séparer ainsi le moyen de la cause. L'incertitude dans les données, la contradiction dans les systèmes ont fait retourner l'étude et laissé penser qu'on parviendrait à une plus grande somme de résultats en envisageant l'ensemble des modes d'action plutôt qu'en suivant pas à pas la pathologie dans les indications secondaires; d'où sont venus les traités de pharmacologie et de thérapeutique. Il en est du moins résulté que les remèdes ont été séparés dans leur action spéciale, et que chacun de ceux qui se sont trouvés pourvus d'une grande somme de puissance ont été pratiqués exclusivement et ont servi de clés à d'autres remèdes qui ne leur paraissaient que succédanés. Ces systèmes simplificateurs eussent fait croire à l'existence d'une panacée : émanés de la bouche d'hommes instruits, ils ne changèrent point de nom; sortis de la réclame, on les renvoya au charlatanisme. Les esprits justes n'ont jamais pu être pénétrés de cette idée : que des maladies si différentes relatant des causes si contradictoires pussent être enrayées par un seul et unique remède, et, quoiqu'il soit très avantageux d'employer une méthode spéciale dans une phase particulière, on se trouve très bien cependant en s'adressant à d'autres corrélationnelles. D'ailleurs il n'y a qu'une seule méthode qui puisse en toute rigueur se passer des autres, c'est la méthode hippocratique : le décubitus, le silence de la bouche et du cœur, l'imbibition. Les autres fractions étant consacrées dans toutes les maladies physiques, nous ferons l'histoire de cette dernière.

Si des médications moins universelles que l'imbibition conspirent pour l'exclusion de toute autre méthode!... que n'ont dû faire les promoteurs d'un mode thérapeutique aussi nécessaire; car à l'influence d'un liquide dont l'alliance à la lymphe et au sang déjà corrige leur intempestive chaleur et leur âcreté, se joignent toutes les qualités des médicaments qui peuvent modifier l'organisme. Mais ces imbibitions tantôt rapides et abondantes, tantôt lentes et minimes, n'ont pu tromper le praticien dans leur excès ou dans leur insuffisance. Thémison fait boire l'eau par torrents, Broussais la partage en portions exiguës!.... Il arrive bien d'autres mécomptes avec le fer, le feu, l'acupuncture, l'électricité, le magnétisme. Quand la Médecine vraiment philosophique, la méthode hippocratique règne, les sécrétions du corps sont observées, elle prévoit les crises, les surveille. Le médecin prévient l'orgasme et le tempère par les médicaments administrés sous la forme liquide. Quand Galien préside la Médecine, il fait grande foi des médicaments humides; son examen est si scrupuleux qu'il bannit l'eau froide dans le frisson fébrile.

Lorsque l'astrologie judiciaire et les formes cabalistiques sont en honneur, le culte entitaire est porté à son comble dans les maladies, dans les remèdes, c'est la méthode vraiment neutralisante : on dirige en aveugle le correcteur inconnu contre un fauteur à connaître. Au lieu de la potion accoutumée dans le traitement de la pleurésie, on administre le sang de bouquetin solidifié. Paracelsé, élevé dans cette école, la soutient par son génie. La précision de ses formules, par la connaissance exacte des maux qu'il combat, lui donne assuré qu'il est, de toutes les puissances de l'art, le succès du médecin et la gloire d'un maître. Ses idées fécondes passent à travers l'école animiste, physique, mécanique, chimique, trouvent dans Sydenham un vrai régénérateur. Tissot, Dumoulin beaucoup moins connu, rétablissent dans toute sa simplicité l'école hippocratique vers le milieu du dix-huitième siècle. C'est à la diffusion des remèdes de ce dernier et leur ébullition dans l'eau que le romancier de *Gilblas* fait allusion dans son Docteur qui ne conseille que l'eau chaude et la saignée. Mais le partage pharmacologique en ces quatre grands éléments : l'opium, l'émétique, le quinquina, le mercure, faisaient le complément de la thérapeutique.

L'obtention des grands succès touche de bien près à la décadence. Notre Broussais avait parfaitement établi les indications pratiques; il s'agissait d'étudier encore les crises, pour qu'en modifiant chaque organe suivant ses relations douloureuses on obtînt par l'art ce que l'instinct de quelques hommes et les ressources de l'organisme amènent souvent. Cette étude a paru trop longue. On s'empara de ses premiers principes, on les exalta, on outra les principales prescriptions. La saignée enfin vient d'être regardée comme le sauveur universel. On s'est jeté aussi bien dans un système tout à fait contraire que l'abus du premier nécessitait : on a mis du fer dans tout. Je sais que l'épée rouillée de Jazon dans l'arbre du jardin des Hespérides est bien ancienne; mais les préceptes du Lévitique et les ordonnances des prophètes le sont au moins autant, et les bains et les lotions dans le torrent ont amené plus de cures. Comment les princes de l'art s'y prendraient-ils pour donner moralement appui aux tristes purgons de la ville, aux ignards secrets, aux saugrenues recettes d'un rêve morbide, autrement qu'en transportant toutes les forces de la thérapeutique dans un seul mode, dans un seul remède.

DE LA PRÉPARATION PHAMACEUTIQUE.

Quoique le règne végétal fournisse le plus grand nombre des tisanes, de quelque autre règne qu'elles soient tirées, leur préparation se ressemble. C'est toujours l'eau en ébullition qui leur sert de véhicule pendant un temps plus ou moins long. Quelques médicaments sont préparés par la seule macération, d'autres se combinent à l'état d'incandescence. Le fer écroui ou oxydé, le pain en ignition, se trempent aussi dans l'eau froide pour préparer, soit une eau ferrugineuse illicò, ou l'eau panée, boisson très rafraîchissante et bientôt obtenue; car l'eau seule, dit Hippocrate, est lourde, et son alliance avec beaucoup de condiments lui fait perdre cette qualité : le lait, le miel, le sucre, le vinaigre. Mais son ébullition, rapprochée des corps qui y sont soumis avec elle, produit des différences essentielles. Depuis l'infusion par la seule transvasation de l'eau bouillante dans le vase qui contient le thé jusqu'à l'ébullition d'une heure de durée précédée de la macération dans l'eau qu'on doit caléfier, pour les fleurs, les fruits acides, à noyaux, à pépins, les tiges herbacées, les racines mucilagineuses, les graines émollientes, les bois sudorifiques; chaque substance qui doit être employée doit être soumise à nu à l'influence du véhicule aqueux, quelquefois avant sa caléfaction nouvelle ou depuis son ébullition. La durée de cette phase fait tout pour l'obtention de leurs propriétés. Une infusion légère, une décoction moins soutenue, nuisent au résultat pharmaceutique dans le traitement des fruits savoureux, des tiges, des graines, des racines; tandis que le premier mode suffit aux fleurs, aux feuilles aromatiques; quelques minutes en plus altèrent l'arôme, ou en moins ne développent pas les principes mucilagineux, narcotiques, diaphorétiques. Je prouverai, en parlant des substances, que la forme ici change tout à fait le fonds. Quant aux potions que fournit le règne animal : le lait, le petit-lait de beurre, de caillé, elles demandent à être administrées dans toute leur fraîcheur. Les vases que l'on emploie pour leur conservation sont loin d'être indifférents : il faut bannir tout autre vase que ceux de grès, de terre; les vases métalliques, en bois, ou favorisent leur fermentation ou les chargent d'oxydes nuisibles. On peut préparer les médicaments dans toute espèce de réceptacle réfractaire à l'action du calorique : les métaux, les porcelaines, les terres émaillées servent très bien à cet usage, pourvu qu'elles aient été parfaitement nettoyées et lavées à grande eau; mais on devra toujours transvaser dans la terre ou la porcelaine les tisanes faites avec leurs condiments, ce qui vaut toujours mieux, ou les décanter pour les palais délicats. On conçoit que les tisanes composées de simples, dont le traitement doit être égal, se mettent ensemble dans le vase à ébullition. Mais si quelques-unes demandaient une modification diverse, voici comme on s'y prendrait : les substances à macérer se trempent les premières dans l'eau froide, on soumet le vase à l'action du feu; lorsque l'ébullition marque, on y jette les simples qu'on doit faire bouillir le plus, et ainsi de suite jusqu'aux fleurs qui ne demandent que l'infusion, laissant toujours chacune des substances suivre le traitement qui lui est convenable. Les infusions doivent se renouveler souvent, les médicaments mucilagineux toutes les douze heures; les décoctions des bois et des racines se conservent vingt-quatre heures. Tout cela s'entend pour le cas où l'on ne veut pas suivre une caléfaction continue; car tout s'altère par ce mode. La conservation dans les cendres chaudes pour les tisanes fortes, la caléfaction instantanée pour les infusions, si cela est possible, sont préférables à cette caléfaction incessante qui dissocie tous les éléments des remèdes, en change complètement la nature. Mieux vaut boire la tisane froide : en buvant une quantité un peu plus considérable qu'on ne l'eût fait, étant chargée de calorique, la réaction qu'amène une charge plus ou moins grande entretient les sueurs, les urines, la sputation.

RAPPORTS MÉDICATEURS

L'amplitude du véhicule, le calorique qui le pénètre, le froid qui le condense, la concentration condimentaire, les propriétés diverses se rencontrent avec des exigences établies. Une plus grande somme de liquide froid tempère la chaleur de l'estomac et du tube quand la température générale est exaltée : fièvre chaude. Une somme non moins grande de liquide chaud modifie heureusement l'étendue du canal, lorsque la chaleur est seulement concentrée : fièvre algide.

La concentration des condiments est utile dans les maladies lentes appelées humorales; c'est ici l'acception des médicaments altérants; mais l'estomac et ses annexes se trouvent modifiés dans un premier rapport pour le calorique dégagé dans les affections de la peau, dans les ulcérations qui nécessitent l'usage de ces décoctions; comme l'expansion de leurs éléments dans le torrent circulatoire modifie chaque organe : tandis que les petites sommes d'infusion chaude, aromatique, confiées au ventricule, le modifient spécialement, établissent à distance, par voisinage, continuité, un mode demandé, et conduisent par le canal circulatoire l'action des altérants vers un système quelconque. Cette délimitation, qui s'établit par les liens du remède et du mal, nous conduit avec bien plus de promptitude et de netteté dans l'administration pharmaceutique que l'indication pathologique isolée, qui, obligée d'emprunter toujours à quelque puissance du premier ordre, ne fait plus qu'un vague choix dans les médicaments succédanés. Le petit nombre de ces moyens principaux étant mis en regard des nombreuses affections qu'il est appelé à combattre, amène nécessairement les remèdes secondaires avec une rigueur égale à la puissance des premiers mobiles. Ainsi, nous venons de voir que la grande question de l'implétion, complète ou fractionnée, du ventricule, vient d'être décidée pour le premier cas par l'accumulation du calorique dans cet organe, et pour le second par une modification beaucoup moins grande de ce principe. Les inflammations locales, les fièvres graves, le choléra, sont rangés dans la première série. La distinction des boissons chaudes ou froides est divisée pour cette classe : rapportant les boissons froides dans l'intensité des inflammations locales, générales, des fièvres pyrétiques; ramenant les boissons chaudes dans la terminaison par abcès solitaire ou multiple, profond ou tégumentaire, dans les fièvres algides, le choléra, la gangrène, les maladies séniles. Aussi bien les irritations muqueuses : bronchique, pituitaire, gastrique, colique, demandent l'ingestion d'une petite sommo de liquide chaud et aromatique. Une troisième série se trouve formée par l'emploi des décoctions qui s'adressent à un autre ordre de phlegmasies subaiguës, dans lesquelles la quantité du véhicule doit être mi-partie et tenir en dissolution ou en suspension une plus grande somme de médicaments, et s'adressent à la classe nombreuse des maladies de la peau.

L'indication pathologique longtemps étudiée a donc fait remarquer les physionomies les plus tranchées dans les médicateurs. Ces chefs de groupes, mis en regard des affections, les ont rangées sous trois classes subordonnées à leur influence; mais un rapport secret a motivé ces différentes affinités. Qui ne reconnaît le règne du système vasculaire sanguin dans les inflammations où la chaleur se concentre ou s'exhale : celui de l'irritation dans les catarrhes des fosses nasales, des voies pulmonaires, dans les névralgies du canal; celui de l'humeur dans les virus de la gale, de la vérole, de la teigne, de la lèpre? Ces trois masques qui couvrent tant d'affections diversifiées sont donc les prototypes dominants; et le nom d'États morbides que nous leur assignons ne détruit pas cette prérogative d'être les indicateurs les plus fidèles en thérapeutique.

L'irritation se reconnaît à l'agitation du malade, quelquefois à une douleur locale; la masse du corps n'a que peu changé de poids, les téguments n'offrent pas de teinte différente de l'état normal, les sens peuvent indiquer du malaise, le pouls peut s'accélérer. Cette physionomie recouvre toujours quelque affection particulière plus ou moins sensible; c'est en interrogeant chaque appareil fonctionnel, en épiant la saillie de tout phénomène qui pourrait faire reconnaître un mode morbide, qu'on pourra relier l'ensemble qui constitue cet état pathologique avec les symptômes de la maladie soupçonnée.

Renforcez ces apparences, rougissez les membranes muqueuses apparentes, faites battre le cœur avec violence; formulez des douleurs quelquefois atroces, locales d'abord, générales bientôt, l'arrêt fonctionnel, l'apparition de fonctionnalités morbides; vous aurez l'état vasculaire.

Rembrunissez vos teintes pour les membranes muqueuses, altérez la couleur normale de la peau quelquefois détruite dans sa profondeur; le dégoût, la céphalalgie, l'hébétude du corps, l'anormalie des déjections alvines, des urines chargées de divers produits humoraux; vous reconnaîtrez l'état humoral. Que ces ensembles symptomatiques forment un cortège unique ou géminé, vous les reconnaîtrez parfaitement comme formant le prototype des maladies dans lesquelles j'indiquais leur présence, et qui nécessitent chacun un ordre différent de remèdes qui les altèrent, une quantité différente de véhicule qui les abreuve. Mais notre classification ne serait qu'un système si elle n'avait d'autre moyen pour appliquer à chaque maladie particulière le levier indicateur que nous proposons. Aussi bien acceptons-nous la pathologie entière comme les éclectiques peuvent l'entendre, nos États morbides n'étant que des formes plus saillantes faciles à reconnaître dans l'ensemble des maladies classées suivant l'altération des ordres fonctionnels et les acceptions entitaires. Nous suivrons l'un et l'autre ordre à peu près comme dans la *Nosographie philosophique* de Pinel, et nos médicaments suivront les mêmes décroissances dans leurs propriétés que les maladies s'écarteront des types nosologiques principaux.

FORMES D'IMBIBITION.

On a pu remarquer que les indications qu'apportent les États morbides ont trait à une plus ou moins grande somme de chaleur développée particulièrement dans le ventricule. Que l'État nerveux ne nécessite qu'une petite quantité de liquide, l'État vasculaire la plus grande somme, l'État humoral une somme mi-partie. La dose juste qui est de un à deux litres pour vingt-quatre heures dans le premier et le dernier de ces États, de deux à quatre litres pour le second, se voit souvent augmentée dans l'orgasme de l'inflammation par l'usage de la potion précipitée, qui n'a guère de limite prescrite que par la cessation de la douleur, comme elle se voit décroître dans la potion facultative où l'impuissance fonctionnelle se refuse en partie au secours demandé, doit donc être modifiée suivant l'exigence ontologique et les facultés organiques. En effet, l'imbibition, devant suivre ces rapports, est partagée en six modes divers qui prennent le nom de *potions*, et que leurs attributions particulières distinguent encore ainsi :

La potion accoutumée, qui se compose de l'ingurgitation de deux à soixante grammes de liquide, c'est-à-dire d'une cuillerée à café à une demi-verrée offerte de cinq minutes d'intervalle à soixante, prenant pour moyenne la moitié d'une demi-tasse administrée toutes les vingt minutes dans les États nerveux et vasculaire.

La potion à l'instance, qui prend pour quantité la gorgée du malade et pour laps de temps l'apparition du phénomène qu'on veut combattre : le vomissement, l'évacuation alvine, la saillie hémoptoïque, mais particulièrement la toux, dont elle tend à enrayer l'apparition par l'emploi des gorgées répétées, répondant chacune à chacun des mouvements de ce phénomène. Cette potion a cours dans tous les États où il est utile de s'opposer à une manifestation morbide répétée; tandis que

La potion précipitée, assesseur souvent obligé dans l'État vasculaire, se jetant en masse contre toute exacerbation violente de douleur et d'inflammation, se formule par verrées d'eau froide pure ou mêlée à l'huile, au lait, à quelques gouttes d'acide acétique; ou se compose de la boisson ordonnée, administrée le temps de verser et de boire, et peut déterminer l'ingestion de plusieurs litres en une demi-heure et de quantités énormes dans un jour.

La potion instantanée indique l'illicò de la prise du liquide, qui se compose d'une verrée d'eau fraîche pure ou additionnée de quelques gouttes de vinaigre, d'alkali, d'éther, qu'on administre lors d'une perturbation violente.

La potion facultative n'indique pas une urgence moindre dans le besoin d'imbibition pour le moment où on l'applique, mais plutôt un état de faiblesse si grande du malade qu'on laisse à ses désirs le soin de l'invoquer.

La potion insolite, ainsi nommée parce qu'employée dans l'État humoral, qui n'altère pas tout d'abord les fonctions, les malades peuvent prendre tantôt plus, tantôt moins de tisane et à des intervalles irréguliers, demande cependant à être dosée à deux litres par vingt-quatre heures.

RÉGIME.

On voit que l'intervalle qui sépare les potions permet rarement l'alimentation si le mal contre lequel on dirige cet appareil n'en proscrivait le désir, qui paraît cependant s'éveiller dans le cours des maladies les plus graves. Aussi bien n'accepte-t-on davantage ces fantaisies morbides que l'indifférence montrée pour les boissons; car l'abstinence est d'autant plus indiquée que la potion s'approche de la forme précipitée : tandis qu'une nourriture douce convient dans les maladies des types nerveux, ménagée avec discernement dans les convalescences du règne vasculaire, où l'usage des potions s'arrête pendant la digestion et limite à plusieurs heures l'emploi de la tisane remplacée alors par quelque peu d'eau vineuse; formule : deux cuillerées de vin pour une verrée d'eau. L'État humoral, tout en consacrant cette réserve, laisse au malade l'alimentation nécessaire.

DES GENRES DIVERS DE LIQUIDES MÉDICAMENTEUX, PARTICULIÈREMENT DES TISANES.

Mais si pour le véhicule nous invoquons tant de formules, que sera-ce pour l'universalité des remèdes qu'on lui confie. Malgré l'immense variété dans laquelle nous pouvons choisir, les vertus sont tellement similaires ou opposées que souvent c'est une à une qu'on emploie les simples; encore ne choisit-on qu'une partie de la plante : ainsi les feuilles, les fleurs pour les potions de l'État nerveux; les fruits, les graines dont on associe davantage les espèces pour celles du règne vasculaire; les bois, les racines, les pampres et les graines encore forment, par leur réunion, une quantité plus grande que la dose ordinaire dans les apozèmes du règne humoral. Les différences en quantité, en qualité condimentaire qui répondent nécessairement à des degrés variés de macération, d'infusion, de décoction, attribuent aussi des noms divers. On laisse le nom d'eaux à celles de source médicinale, à l'eau marine, aux eaux minérales, lorsqu'elles sont combinées avec les plus simples éléments : ainsi l'eau de Rabel par l'addition de quelques gouttes d'acide sulfurique; l'eau de goudron obtenue par la dose de dix grammes de cette résine liquide pour un litre du véhicule; l'eau panée par une croûte de pain en ignition qu'on y jette; l'eau ferrée par l'immersion de quinze grammes de fer oxydé incandescent. Les boissons se font dans un rapport plus grand avec le condiment apporté, et quelquefois par l'intermède de l'ébullition : ainsi, l'oxycrat se fait en versant un filet de vinaigre dans un litre d'eau; l'hydromel en mêlant ensemble un litre d'eau bouillante et quarante-cinq grammes de miel; l'hydrolacte par le mélange de l'eau froide et d'un cinquième de lait; le petit-lait de beurre, de caillé, qui s'obtiennent dans la façon du beurre, du fromage; les boissons acides par l'addition des fruits rouges, des groseilles, du verjus; l'orangeade, la limonade, par celle des oranges, des citrons à l'eau bouillante, et la dernière, de nouveau mélangée à un dixième de vin, donne la limonade vineuse; les émulsions sont un lait végétal obtenu par le broyement des amandes douces, amères, des grandes semences froides, avec le sucre, à la dose de trente grammes pour les amandes et quarante-cinq grammes pour le sucre étendus par un litre d'eau froide; les bouillons sont composés d'herbages, de racines potagères, d'amandes douces dépouillées de leur pellicule, de produits animaux rendus agréables par l'addition du sel de cuisine. Quand du reste les tisanes sont le résultat du traitement de toute espèce de simples pharmaceutiques par l'eau bouillante, qui à un degré léger prennent le nom d'infusions et sont de deux sortes : les fortes, qui sont de deux minutes d'ébullition pour les fleurs de grenadiers, les feuilles des labiées; l'infusion théiforme, qui se fait en versant l'eau bouillante et laissant tirer douze minutes pour les thés de Chine, les thés suisses, les fleurs pectorales, les roses pâles, trémières, rouges de Provins, les fleurs de pêcher; et à un degré plus élevé portent le nom de décoctions et sont administrées chaudes, froides, édulcorées ou non, suivant l'indication. L'addition obligée des sirops anodins à une petite quantité de tisane forte administrée le soir pour le calme de la nuit donne le nom de julep. Davantage de condiments, une décoction plus soutenue, l'addition du sucre forment les apozèmes. Pour obtenir encore plus d'extractif, on soumet les plantes fraîches à la presse et on obtient des jus qui sont administrés le matin à jeun dans les affections du règne humoral. Enfin, les concentrations condimentaires les plus fortes portent le nom de sirops qui entrent de nouveau dans la confection des tisanes; certaines eaux spiritueuses y sont encore bonnes par l'addition de quelques gouttes d'eau de mélisse des Carmes, de la reine d'Hongrie, de Cologne, dans un verre d'eau. Mais les loochs, qui sont des émulsions très rapprochées d'amandes douces, et les potions, dans le sens discret, contiennent des remèdes héroïques qui sont bannis de notre catalogue; car les vertus des simples qui servent de condiments aux tisanes ne dépendent d'aucune faculté préjudiciable à l'économie; ainsi on voit les plantes dont les propriétés sont les plus démontrées administrées à des doses assez élevées, contrairement aux médicaments héroïques. Ainsi, les doses les plus minimes arrivent encore à deux grammes cinquante centigrammes pour le thé de Chine; les fleurs de camomille, de tilleul, les feuilles d'oranger, les feuilles et les fleurs aromatiques, les feuilles sèches, inertes, à dix grammes; les fruits secs, les graines et racines sèches, à vingt grammes; les racines, les feuilles, les fruits et la chair des animaux, à trente grammes, toujours pour litre d'eau. L'accumulation des simples se fait suivant le rapport et l'espèce de chacun. Les condiments édulcorants sont dosés en plus à trente grammes par litre pour la réglisse; à soixante grammes pour le miel, le sucre, les sirops et ajoutés aux tisanes destinées aux États nerveux, vasculaire, dans la potion accoutumée, instante, qui s'administre chaude, la potion insolite ne comportant ni l'un ni l'autre complément, hormis dans les tisanes pectorales.

CONCLUSION DE L'INTRODUCTION.

A une époque où le nombre des méthodes, au moins incohérentes, tend à rejeter la science hors de ses bases, n'était-il pas urgent de rappeler à la mémoire de tous les éléments qui l'ont constituée pendant des milliers d'années? Après tout quelle personne ignore que c'est dans les vertus des simples que s'est révélée la puissance thérapeutique, et que les plus grands hommes y ont trouvé assez de matériaux pour en édifier et nous laisser uue science complète.

Si l'ignorance, la désuétude ou l'oubli de leurs préceptes ont forcé l'homme à fouiller dans les entrailles de l'homme pour y découvrir la trace des maux soufferts, afin d'adapter au trouble mécanique un modificateur matériel! les anciens aussi n'avaient pas méprisé cette étude; et si une plus grande précision apportée dans ces modifications physiques a paru faire varier la boussole morbide, il fallait au moins regarder à côté, et l'on se serait aperçu que la déclinaison ne dépendait pas seulement du moyen invoqué.

Mais, dira-t-on, il y a bien loin de l'emploi des délayants, tout au plus des acidules, et si vous voulez de quelques gommeux qui nous viennent en aide, à ce nombre presque formidable de tisanes que vous opposez aux manifestations nosologiques les plus éclatantes, et qui menace de s'accroître avec les complications et les désinences maladives?

Et je fais seulement observer que je relate les faits inscrits dans la science, et que ce qui peut étonner c'est leue réunion méthodique et leur application singulière. Mais revenons au nombre : ce serait pourtant la première fois que de dessein arrêté on scinderait une science, sans doute pour en former une autre avec les éléments qu'on séparerait de la première.

Et cette proposition ne serait pas plus extravagante que ce qu'on pratique tous les jours, puisqu'on semble nier la thérapeutique toute entière en lui jetant pour défi des mobiles mort-nés, chargés cependant de lui succéder.

Reparaissez encore dans l'arène, fragiles colifichets de la thérapeutique, et remèdes souvent trop austères qu'accepta l'imprudence et que prône l'engouement, venez réclamer vos droits à l'oubli quand on parle d'une science réelle.

Cependant je crois entendre murmurer à vos auteurs les noms fastueux de Panacée; eh, mon Dieu! les plantes que nous remettons en honneur ont mérité seule à seule et obtenu ce grand nom..... c'est bien le moins qu'on leur donne l'emploi le plus vague, tout en rappelant la preuve qu'administrées et dosées diversement elles peuvent tenter les coups d'éclat, sinon y suffire.

Et si quelque voie peut conduire à leur obtention, celle-là ne sera pas la moins sûre, qui vous fait attribuer un modificateur spécial à l'agent particulier qui s'établit sur un système spécial organique, quoiqu'il formule la douleur sous des accents ontologiques divers.

ERRATUM POUR LE TEXTE.

Page 5, ligne 11. Succédanis, *lisez* succédanés
— 12, — 3. Pencedanum, *lisez* peucedanum
— 27, — 29. Derniers, *lisez* dernières
— 33, — 37. Lapulus, *lisez* lupulus,
— 38, — 24. Fièvres, *lisez* fièvre
— 60, — 4. Mettez une virgule *après* générateurs,
— 67, — 26. Maladie inflammatoire (titre), *ajoutez* deux s finales.
— 70, — 5. La maladie, *lisez* les maladies
— 71, — 32. Pouvant, *lisez* pouvait
— 71, — 36. Fin de la ligne, *ajoutez* sa
— 79, — 12. Placez point et virgule *après* mucilagineuses; ôtez le grave *sur* ou
— 96, — 34. Placez un point d'interrogation *après* mitrale ?
— 111, — 32. Hyperium, *lisez* Hypericum
— 130, — 8. Placez une virgule *après* potionnels,
— 138, — 34. Fréquents, *lisez* fréquentes;
— 141, — 19. Placez se *devant* sont

ERRATUM POUR LA TABLE SYNOPTIQUE.

État vasculaire. Appareil des organes de la génération, ligne 4, Hypetmétrie, *lisez* Hypermétrie :
État humoral. Appareil de l'innervation, fin de la ligne, *supprimez* Sphacèle.
Appareil du mouvement, Ostéo-sarcône, *lisez* Ostéo-sarcôme.

ÉTATS MORBIDES.

Les **ÉTATS MORBIDES** rappelant chacun à leur tour la série des ordres fonctionnels dans les maladies qu'ils président, on peut et on doit admettre les propriétés particulières à chaque organe, tels que errhins, béchiques, stomachiques, hépatiques, diurétiques dans les modificateurs qui y répondent. Les propriétés générales des médicaments se trouvent au contraire classées d'après les rapports qu'ils peuvent avoir avec ces **ÉTATS** : les alexitères, les légers diaphorétiques, les vulnéraires pour l'**ETAT NERVEUX**; les rafraîchissants, les anodins, les mucilagineux, les acides pour l'**ETAT VASCULAIRE**; les expectorants, les amers, les toniques, les antiscorbutiques, les antiputrides, psoriques, dartreux, vénériens, cancéreux pour l'**ETAT HUMORAL.**

MÉTHODE D'IMBIBITION.

ÉTAT NERVEUX.

Le programme des maladies sous l'état nerveux est certainement très considérable, car il n'y a pas une maladie vasculaire ou humorale qui n'ait signalé ce premier genre morbide. Pour en faire comprendre la cause et le comment, il suffit de faire envisager les propriétés générales de l'appareil nervin, sa présidence incessante à tous les mouvements de la nutrition, dont le dérangement dans les fonctions intimes est la source secrète de toutes les maladies. D'ailleurs la sensibilité anormale n'est-elle pas au rang de ses plus précieuses attributions? Eh bien! quelle est la maladie dans laquelle un trouble quelconque, une inquiétude, un sentiment de faiblesse ou de disposition à la maladie redoutée, ne s'est pas fait connaître avant le début? Il faut donc s'appliquer à détruire cette première modification dans toutes les maladies qu'elle couvrira, et l'art possède ce secret dans le plus grand nombre. Car quelques-unes appartenant exclusivement à ce système lui opposent une résistance presque invincible. Tous les autres appareils nous offrent un plus facile accès. Nous commencerons notre étude par l'excitation anormale remarquée dans les téguments externes et internes, et qui, coïncidant avec l'appareil d'innervation, rappellent les mêmes indications et sont traités au chapitre de ses lésions primitives.

L'appareil des voies de la respiration nous occupera ensuite; la diversité de ses anfractuosités et de son localisme amèneront différentes maladies : le coryza, les angines diverses, le catarrhe bronchique. L'appareil de la circulation offrira toutes les anomalies du mouvement du cœur, tantôt rapide, précipité, intermittent : les syncopes; enfin les maladies qui participent de l'affection des deux appareils, et qui conservent cette forme : l'asthme, l'angine de poitrine, la grippe, la coqueluche. Viennent les organes de la digestion. La douleur se formule dans ces organes avec facilité. Les nosologistes ne tarissent pas sur les variétés de souffrance que chacune des parties du tube et des organes annexes peuvent offrir; cependant les névralgies dentaires, les gastralgies, les tranchées, les coliques, les productions de gaz, le ténesme, sont les plus caractérisées. Les glandes annexes n'offrent que peu de maladies sous la forme de l'irritation, ou du moins inscrites dans la nomenclature. Les organes de l'émission de l'urine offrent une des phases morbides les plus intéressantes quant à la variété de l'appareil et l'importance des fonctions dont il est chargé. Suivent les organes de la génération dans l'homme et chez le sexe. Leurs affections, rangées presque absolument dans le domaine de l'innervation, se partagent beaucoup les moyens préconisés pour ces douleurs. Dans ce dernier appareil se rencontrent les affections sensitives, c'est-à-dire les maladies des organes des sens, de l'olfaction, du goût, de l'ouïe, de la vue, du toucher, la douleur dans l'encéphale, le trouble dans les opérations intellectuelles et certaines maladies particulières à l'ensemble nervin. Quant aux maladies des organes locomoteurs, le rhumatisme vague et la goutte récente en sont les plus intéressantes. Viennent enfin les maladies des téguments extérieurs, et la fièvre qui paraît participer de l'affection d'un plus grand nombre d'organes.

MÉDICAMENTS.

On compte en tisanes, dans toutes ces affections, quelques corps empruntés au règne animal : le miel, le lait, le beurre pour les bouillons d'herbes, les poumons et les pieds de veau, les escargots, les cuisses de grenouilles, les abatis de poulets. Au règne minéral : le sel de cuisine, le nitrate de potasse, la terre de magnésie. Le règne végétal en fournit un plus grand nombre; c'est la part la plus riche en pharmacologie. Il semble que la nature, par ses offrandes réitérées contre l'irritation, ait voulu inviter le médecin à détruire ce premier germe de la souffrance. En effet, feuilles, fleurs, fruits, tiges, bourgeons, vrilles de tant de familles naturelles, s'offrent à notre main, que le soin le plus scrupuleux peut à peine en tenir compte, et leur nombre dépasse de beaucoup celui des maladies qu'ils sont appelés à combattre. Les breuvages qu'on en compose s'administrent à une température qui les rend aussi agréables que faciles à diffuser, et que met en relief l'édulcoration qu'on y ajoute.

APPAREIL TÉGUMENTAIRE ET MUQUEUX.

L'épanouissement des papilles nerveuses à la surface de ces membranes est relié dans la profondeur qui les sépare par les masses médullaires et les réseaux ganglionaires. Comme c'est à eux en dernier ressort que se rapportent les modifications apportées et le trouble qu'on y remarque, c'est aussi dans les mêmes remèdes opposés à leur lésion qu'on cherche les modificateurs. Ainsi, les infusions théiformes du *Mentha pulegium*, pouliot; *Origanum*, origan; *Lavandula vera*, lavande, sont les simples qu'on administre en infusion.

VOIES AÉRIENNES.

Occupant un espace aussi vaste qu'inégal, elles formulent les anfractuosités les plus bizarres et montrent les organes les plus intéressants. Respiration, odorat, sentiment, voix expressive, tout se réunit dans cet appareil; observons-en les parties.

Fosses nasales. — Elles sont situées au milieu et dans la profondeur de la face; elles s'étendent sous le crâne et débouchent largement dans le pharynx. L'ostéologie apprend de combien d'os sont formés leurs parois résistantes; la muqueuse qui les tapisse est sujette à plusieurs maladies. Sous l'État nerveux, deux maladies surgissent : la perte de l'odorat, qui sera vue à l'article Innervation, et le corysa, qui nous doit occuper. Il consiste dans la succession de plusieurs phénomènes : le premier, sécheresse de la membrane; le second, chaleur et sécrétion d'une humeur limpide qui coule pendant sept jours, mais vers la fin qui devient plus épaisse, blanchâtre, jaunâtre, verdâtre enfin. La sécrétion reprend ensuite sa forme ordinaire. La maladie a été accompagnée de fièvre, quelquefois précédée de douleurs vagues dans les yeux, dans la tête, dans les membres, de dérangement dans la digestion. On emploie dans son cours l'*Androsæmum officinale*, toute-saine; *Pœnia officinalis*, pivoine. Chacune de ces substances employée en infusion légère et édulcorée avec le sirop de capillaires.

Fauces. — Quoique les nosologistes n'aient pas sanctifié par leur inscription l'existence de la synanche à l'état d'irritation, l'observation de tous les jours et le nom de *mal de gorge* donné par le peuple montrent assez l'existence de cette forme de l'angine exempte de phénomènes vasculaires. Pour les organes qui peuvent être affectés de ce mal, les uns, participant à la fois aux fonctions de la déglutition et de la respiration, se trouvent nécessairement aux confins de la cavité buccale et du pharynx, et les autres commencent l'entrée des tuyaux respiratoires. Les premiers se composent en bas de la base de la langue, dont l'hypertrophie n'est pas comprise dans ces affections; en haut de la membrane palatine, du voile du palais, et de la luette. Ces trois parties continues peuvent être affectées sous forme d'irritation; de léger gonflement, d'une rougeur plus grande; la voix peut être altérée, la déglutition rendue difficile. Quelques verrées d'eau froide bues à des intervalles rapprochés ou bien l'infusion chaude du *Ribes nigrum*, groseiller noir, cassis, apporteront quelquefois en peu d'heures un soulagement marqué. De chaque côté de l'ouverture qu'on appelle isthme, se trouvent deux masses glandulaires encastrées dans deux lames membraneuses perpendiculaires appelées *piliers du voile du palais*. L'irritation de ces lames, quoique souvent isolée, est confondue avec le gonflement et la sensibilité anormale des tonsiles qu'elles renferment. Indication : la décoction légère des fruits de *Cratægus oxiacantha*, aubépine, épine blanche, noble-épine; de *Berberis vulgaris*, épine-vinette. Le pharynx entier peut être en proie à cette sécheresse remarquée dans les autres organes, qui devient très incommode et gêne jusqu'à l'inspiration de l'air. L'indication en tisane est le *Rosa arvensis*, rose sauvage; fleurs et fruits. La troisième section organique, sujette aux maux de gorge, se compose de l'épiglotte, du larynx, de ses cordes, de la trachée artère.

L'affection de l'épiglotte est rare; celle de la membrane interne du larynx, des cordes de Ferrein et Dodart et de la trachée artère est beaucoup plus fréquente. Elle se formule à plusieurs degrés : l'enrouement, qui peut amener l'aphonie, auquel on oppose l'infusion de *Sysimbrium officinalis* saccharinée; la douleur dans l'émission des sons, la toux, un sentiment de resserrement qui fait croire à un obstacle au passage de l'air; mais ces phénomènes se dissipent lorsque leur cause n'a point été puissante, ou plutôt que le sujet n'y est pas disposé. Les infusions de *Malva rotundifolia*, petite mauve; d'*Alcæa vulgaris major*, fleurs de roses trémières ou Alcée, y apporteront sédation.

THORAX.

Les organes de la respiration; les bronches et leurs ramifications, les poumons, les plèvres, sont sujets à des irritations plus longanimes : notamment la bronchite légère, *vulgo* rhume, qui fait suite souvent à celle développée dans les fauces, et se caractérise par une toux plus ou moins forte, plus ou moins répétée, composée d'accès formulant des mouvements saccadés et rapides appelés *quintes de toux;* quelquefois sans sputation, mais ordinairement accompagnée de ce phénomène, et qui vient toujours avec un caractère plus prononcé de plasticité et d'étendue au moment de la terminaison du catarrhe.

Contre la toux habituelle, on emploie le *Anthyrrinum majus*, mufle de veau, gueule de loup; le *Viola odorata*, violette; le *Papaver rhæas*, coquelicot. Ces simples, infusées une à une ou toutes ensemble, sont miellées pour le jour et édulcorées avec le sirop de *Papaver somniferum*, pavot blanc, pour la nuit.

La coqueluche est une maladie propre à l'enfance. Aux symptômes ordinaires du catarrhe, elle joint encore celui du vomissement des aliments et le phénomène bruyant de l'inspiration. Les succédanis des narcotiques ont paru propres à l'éteindre; la tisane de fleurs de *Antennaria dioica*, pied-de-chat; de tiges de *Solanum dulcamara*, douce-amère; de *Astragallus glyciphillos*, réglisse, m'a paru le plus profitable; mais on peut lui opposer, quant aux accès, le traitement des rhumes ordinaires.

La grippe, sous la forme d'irritation, est une maladie compliquée de catarrhe pulmonaire, de mal de gorge et souvent de coryza.

Non content du traitement à l'instance que l'on oppose aux accès de toux en général : les bouillons au jarret de veau ; *Lactuca sativa*, laitue ; *Anthriscus cerefolium*, cerfeuil ; fruits de l'*Amydalus communis*, amandes douces ; *Daucus carota*, carottes ; sel : ébullition d'une heure dans l'eau ; ou le bouillon concentré de *Brassica napus*, navet ; édulcoré avec le sirop de *Brassica oleracea*, chou rouge, ont paru aux praticiens les meilleurs remèdes à employer.

La pituite est un phénomène morbide compliqué de la quadruple modification de l'estomac, du poumon, du cœur et des fauces, et résulte après quelques efforts de toux, de vomissement, à une sputation salivaire écumeuse. Le lait, pris habituellement le matin à l'heure où cet accident se formule, paraît en être le remède.

APPAREIL DE LA CIRCULATION SANGUINE.

Au désordre du mouvement du cœur excité par une contention morale vive, la colère, un exercice violent : l'infusion de feuilles de *Citrus aurantium*, oranger, saccharinée. Si le trouble persévère, on remarquera de l'inégalité dans les pulsations, plus de violence ; dans certains moments le cœur semble remonter à la gorge. Le tremblement des membres, les vertiges, la suffocation et l'altération de la voix peuvent en être les conséquences. L'infusion de *Leonurus cardiaca*, agripaume paraît être le moyen le plus doux et partant assez sûr.

Dans l'arrêt plus ou moins prolongé des battements qui peut amener la syncope, les alexitères : le *Mentha pulegium*, pouliot ; *Origanum*, origan ; *Melissa officinalis*, mélisse, sont conseillés.

Asthme. — Il participe de l'affection double des organes de la respiration et de la circulation. Cette maladie consiste dans l'anhélation, vulgairement courte haleine ; c'est-à-dire qu'on est essoufflé pour peu qu'on ait cheminé avec quelque vitesse, qu'on ait gravi quelques marches, et malheureusement aussi sans cette circonstance. Le *Pulmonaria angustifolia*, pulmonaire ; l'*Achillæa millefolium*, mille-feuille édulcorés avec le sirop de tragacanthe ; mais souvent les antispasmodiques doux et excitants : les infusions de fleurs de *Tilia platyphyllos*, tilleul ; de fleurs de *Papaver somniferum*, pavot ; de *Viola odorata*, violette ; de *Veronica officinalis*, véronique mâle, thé d'Europe ; *Veronica montana*, véronique femelle, employés séparément et édulcorés avec le sirop de tragacanthe, de *Galbanum*, ont été utiles.

APPAREIL DE LA DIGESTION.

Un canal tortueux tantôt évasé à ses extrémités, se roulant en circonvolutions dans le milieu de son trajet, s'annexant et se formant rempart de glandes considérables, occupe les trois grandes cavités du corps. Il commence par ce qu'il y a de plus beau dans l'homme et confine aux organes du plaisir et de la génération. La diversité de ses renflements, de ses inflexions, de son séjour, le fait partager en plusieurs régions qui facilitent son étude et celle de ses affections.

La principale est la douleur, et nous la verrons régner dans la cavité stomatite, dans les organes osseux de la mastication. Les dents éprouvent de si grandes anomalies dans leurs fonctions nutritives, que des douleurs cruelles peuvent en naître. Tous les antispasmodiques en infusion peuvent être administrés; mais si la douleur n'a aucun retentissement cérébral, stomachique, ils seront de nul effet. Après la cavité de la bouche, l'œsophage peut éprouver des douleurs violentes pour lesquelles les antispasmodiques sont plus utiles.

Estomac. — Quant au premier renflement, ses douleurs sont connues de tous les hommes, et ont reçu le nom de *gastralgies*. Les plantes altérantes qui unissent un léger principe excitant à une vertu anodine plus grande encore ont été conseillées. De ce nombre le *Linaria cimbalaria*, cimbalaire; *Lysimachia nummularia*, la nummulaire; *Teucrium scorodoniæ*, sauge sauvage; *Heracleum sphondylium*, acanthe branc-ursine, ont été conseillées. Beaucoup d'autres douleurs se formuleront dans les autres parties du canal; mais les troubles fonctionnels ou les fonctionnalités exaltées ou morbides seront étudiées à chaque section du canal. Contre la dispepsie, qui est une paresse de l'estomac, et l'apepsie, qui est l'indigestion : le *Thea sinensis*, thé de Chine, en infusion chaude et saccharinée, est d'un usage presque universel. On oppose à l'atonie de l'estomac, qui entraîne la perte de l'appétit, l'*Angelica sylvestris*, angélique; le *Coriandrum sativa*, coriandre; mais en général, de toutes ces affections, le meilleur remède est le thé de Chine.

Le mode infusoire employé pour quelques fleurs, pampres odorants, et particulièrement pour le thé de Chine dont il a pris le nom, et l'universel emploi qu'on en fait, nous engagent à faire connaître quelques-unes des espèces les plus saillantes tirées des éléments d'histoire naturelle de Richard : « *Thea bohea*, thé boa qu'on peut diviser en deux sections, thés verts et thés noirs. Les premiers ont une couleur verte et grisâtre; ils sont plus âcres, plus aromatiques que les seconds, dont la couleur est plus ou moins brune, et qui sont généralement plus doux et donnent une infusion d'une couleur plus foncée.

Parmi les thés verts nous distinguerons :

1° Le thé hayswon; c'est une des meilleures sortes, celle dont on fait le plus d'usage en France. Il est d'un vert bleuâtre; ses feuilles sont grandes, roulées dans le sens de leur largeur. Son odeur est agréable et sa saveur astringente.

2° Le thé perlé, ainsi nommé parce que ses feuilles sont plus roulées sur elles-mêmes et offrent une forme presque globuleuse. Il est composé de feuilles plus jeunes et plus minces que le thé hayswon. Son odeur est plus agréable et sa couleur plus brune. Cette forme arrondie des grains des thés perlés provient de ce que les feuilles, après avoir été roulées dans le sens de leur longueur, sont repliées sur elles-mêmes dans le sens de leur largeur.

3° Le thé poudre à canon est choisi parmi les deux sortes précédentes et se compose des feuilles les plus petites et les plus exactement roulées sur elles-mêmes, de manière à avoir quelque ressemblance pour la grosseur avec la poudre à canon. Cette espèce est fort agréable, recherchée et d'un prix élevé.

4° Le thé schulang ou téhulan est rare dans le commerce. Il a tous les caractères du thé hayswon; mais son odeur est infiniment plus suave et plus développée.

Au nombre des thés noirs nous mentionnerons :

1° Le thé saoulchon ou souchon. Il est d'un brun noirâtre, d'une odeur et d'une saveur plus faibles que les thés verts en général, formé de jeunes feuilles lâchement roulées dans le sens de leur longueur. En général, on mélange pour l'usage ordinaire un tiers de thé souchon avec deux tiers de thé vert. L'infusion est plus colorée et moins âcre.

2° Le thé pekao ou peko. Il diffère peu du précédent; sa saveur et sa couleur sont les mêmes ; son odeur est plus suave. Il paraît formé de feuilles plus jeunes et recouvertes d'un duvet abondant. On y trouve quelquefois, ainsi que dans la variété précédente, de petits fragments de jeunes branches. L'infusion qu'on en tire a le grand avantage de favoriser la digestion. Aussi est-ce toujours quelque temps après le repas que l'on en fait usage, et son administration est, comme chacun sait, un remède vulgaire contre les mauvaises digestions. »

CANAL INTESTINAL. — La paresse du ventre est au moins aussi préjudiciable à la santé que ne l'est celle de l'estomac. L'arrêt des évacuations alvines est le signal d'un trouble nerveux ou organique. En buvant sur la macération du *Rumex nemorosus*, rhubarbe des moines, ou la décoction du *Mercurialis perennis*, mercuriale, on détruira facilement cet arrêt fonctionnel.

VENTS, FLATUOSITÉS. — Cette maladie incommode quelquefois au point qu'elle paraît participer à une anomalie complète dans les fonctions digestives. Beaucoup de remèdes sont choisis par l'art dans les graines que fournissent les ombellifères, et qu'on administre en infusion saccharinée. De ce nombre sont le *Pastinaca sativa*, panais ; le *Fœniculum officinale*, fenouil ; *Sison amomum*, le chervi ; les pampres de *Smyrnium mathioli*, maceron, gros persil, persil de cheval ; *Ligusticum livisticum*, livêche, ache de montagne ; *Crithmum maritimum*, bassile.

COLIQUES. — Cette maladie malheureusement si commune reconnaît beaucoup de causes ; mais il est rare que les remèdes indiqués n'en obtiennent pas la disparition. Le *Pimpinella anisum*, anis ; *Carum carvi*, carvi ; *Anethum graveolens*, aneth, sont les simples dont les graines, infusées fortement, opèrent le calme désiré.

TRANCHÉES. — Occasionnées par des entozoaires ou suivant l'accouchement, elles font éprouver un sentiment de douleur plus profonde et ressentie dans les flancs. Plusieurs plantes figurent parmi les condiments infusoires qu'on administre : *Montanum mas*, aurône mâle, sauvage ; *Tanacetum vulgare*, tanaisie ; *Tanacetum foliis crispis*, tanaisie ; *Tanacetum hortensis, foliis* et *odore menthæ*, coq des jardins ; *Ptarmica lutea suave olens*, Eupatoire de Mésué, sont les plantes aromatiques dont les fleurs infusées peuvent apaiser ce phénomène.

LIENTERIE, DIARRHÉE. — Après l'arrêt fonctionnel, les douleurs, on rencontre l'exaltation fonctionnelle. Les nausées, les vomituritions, la lienterie, la diarrhée, reconnaissent quelquefois pour remèdes les mêmes médicaments opposés à la douleur et à la dispepsie : la camomille, le thé, sont indiqués de nouveau. La trop grande activité dans les fonctions excrétives du canal se rencontre avec beaucoup d'autres états que l'état nerveux, soit qu'il consiste dans l'évacuation des matières de première digestion ou dans l'abondante sécrétion des fluides qui transsudent la membrane muqueuse intestinale; mais, dans l'absence des états vasculaire et humoral, ces dérangements fonctionnels se calment par la tisane de riz cru ou grillé et édulcorée avec le sirop des fruits de néflier, de cormier, de cornouiller.

AFFECTIONS DES GLANDES DESSERVANTES,

ORGANES SALIVAIRES.

Les parotides, les sous-maxillaires, les sublinguales, sont les premiers organes qui concourent à la digestion en fournissant les sucs nécessaires pour la mastication et la déglutition. La salive qu'elles sécrètent peut ne pas être versée en assez grande abondance et occasionner la sécheresse de la bouche; elle peut être altérée dans sa composition, d'où résulte un sentiment de viscosité ou des sensations salines diverses de métaux, de sel marin. Mais ces affections des glandes ne viennent que d'une sympathie douloureuse intestinale. Les boissons qui modifient l'appareil qui est ici en vue changeront la sécrétion de ces glandes. Les émulsions aux grandes semences froides, aux amandes douces, les fruits rouges, à noyaux, écrasés et étendus par l'eau bouillante, amènent ce résultat.

GLANDES ABDOMINALES.

FOIE, PANCRÉAS, RATE.

De ces trois glandes, le foie se montre en pathologie avec des allures plus tranchées. Les maladies du pancréas ne peuvent être diagnostiquées; celles de la rate ne sont que peu modifiables par les remèdes potionnels de l'état nerveux. La douleur locale, une paresse dans les fonctions sécrétoires, et par suite une teinte d'ictère, sont les symptômes de l'affection du foie en même temps que les phénomènes relatés par l'état nerveux, auxquels nous opposons : à la douleur, l'infusion forte de pois gris grillés et concassés; contre la paresse et les désordres de cette glande, les anciens ont proposé en breuvage l'infusion de scolopendre, de polypode, les hépatiques, le chamædris, le chènevis.

APPAREIL DES VOIES URINAIRES.

L'appareil des voies urinaires chez les deux sexes se compose des reins, des uretères, de la vessie, du canal de l'urètre, qui est très court chez la femme et qui manque de prostate. Aussi les maladies des voies urinaires chez l'homme sont beaucoup plus nombreuses et offrent des difficultés thérapeutiques plus grandes.

Des reins. — Des douleurs peuvent naître dans le parenchyme des reins par des sympathies douloureuses excitées dans le canal intestinal ou suscitées par la présence des calculs : la décoction des graines du *Lithospermum officinale*, grémil, herbe aux perles; du *Lithospermum arvense*, petit grémil; du *Lithospermum purpureo-cœruleum*, grémil à fleurs bleues; peut apporter du calme aux douleurs de cet organe en favorisant la descente des graviers dans les uretères, qui feront encore éprouver des douleurs lors de ce nouveau passage, et auxquelles on opposera les mêmes décoctions.

Vessie. — Les douleurs de la vessie peuvent provenir de la présence de ces mêmes calculs, de l'âcreté de l'urine, de son long séjour dans les rétentions : la décoction du *Chærophillum temulum*, cerfeuil sauvage; du *Parietaria officinalis*, pariétaire; du *Ligustrum vulgare*, troène, paraît y être utile. L'irritation n'est pas longtemps appréciable dans le réservoir de l'urine sans que la prostate n'y soit en proie et ne fasse éprouver des douleurs qui inquiètent d'autant plus les malades, qu'ils ne savent à quoi les rapporter : la chair du gland de chêne coupée menu, mise en décoction dans l'eau, est d'un très bon usage.

Canal de l'urètre. — La longueur de ce canal et son étroitesse le disposent à une coarctation encore plus grande qui met un obstacle plus ou moins puissant à l'émission de l'urine. Si la difficulté est légère, on la nomme *dysurie;* si elle est plus grande, on lui donne le nom d'*ischurie*, et enfin de *strangurie*, lorsque l'urine ne peut se faire jour. Les mêmes médicaments opposés à l'arrêt fonctionnel, partant du corps et du col de la vessie, doivent être employés ici. Un état tout à fait contraire à l'incontinence reconnaît pour remède l'infusion forte de *Pencedanum gallicum*, queue de pourceau; de *Virga aurea*, verge d'or; de *Virga aurea zanoni*, verge d'or du Canada; de l'écorce du *Latula alba*, bouleau blanc; du *Quercus robur*, chêne.

APPAREIL DE LA GÉNÉRATION.

Chez l'homme, deux glandes suspendues au bas de l'abdomen par le cordon qui contient le canal déférent, les artères, les veines spermatiques, et va communiquer à travers le canal inguinal, qui lui livre passage dans le petit bassin, derrière la vessie, à travers deux vésicules multiloculaires adossés au rectum; qui réservent le sperme que les testicules ont formé pour le renvoyer dans l'acte de la copulation par deux conduits éjaculateurs qui traversent la prostate et le versent dans le canal de l'urètre à la hauteur du bulbe de l'urètre et devant le *veru-montanum;* qui en empêche le cours rétrograde, et s'abaissant dans l'émission de l'urine empêche celle-ci de s'introduire dans les vaisseaux éjaculateurs.

Une enveloppe tégumentaire doublée d'un *cremaster* entoure les testicules dont le globe est fortement protégé par deux membranes : l'une, d'une texture solide appelée *albuginée*, est encore recouverte d'une duplicature de la membrane séreuse qui se replie sous l'enveloppe du scrotum et permet au testicule les mouvements les plus étendus. Le pénis part de la branche des pubis au niveau de la naissance du scrotum et couvert par les mêmes téguments, formant une verge tantôt flasque, tantôt érigée par le gonflement des corps caverneux partant des branches montantes des iskions et remontant près des pubis; s'adossant le canal de l'urètre qu'ils accompagnent jusqu'à leur couronnement simultané par le gland, qui forme un cercle à sa base recouvert par le prépuce dans l'abexcitation, et qui constitue des échauffements chez les gens malpropres. En outre, cet appareil organique est sujet à diverses affections. L'excès dans la fonctionnalité ou plutôt le désir trop marqué pour l'union des sexes, le satyriasis, est la plus évidente. Les émulsions des grandes semences froides : du *Cucurbita pepo*, potiron; *Cucumis melo*, melon; *Cucurbita lagenaria*, courge; *Cu-*

cumis sativus, concombre ; des petites semences froides : de *Lactuca crispata*, laitue crispée ; *Lactuca romana*, laitue romaine ; *Endivia vulgaris*, endive ; *Portulaca latifolia sive sativa*, pourpier. Les infusions fortes des fruits et des fleurs du *Vitex sive agnus castus* sont les remèdes à opposer. Dans l'imbécillité des moyens ou l'éloignement pour l'union des sexes, le bulbe de l'*Orchis morio*, satyrion, ou de l'*Orchis militaris*, ont été préconisés.

APPAREIL DE LA GÉNÉRATION.

Chez la femme, un corps allongé, applati, creux, dont l'ouverture correspond en dehors, formant deux loges. L'antérieure est une gaîne très élastique, puisqu'elle peut former un anneau d'une dimension égale à la longueur primitive du canal, et se dirige vers la symphise sacrée ; la postérieure se dirigeant en avant et en haut, formant un corps de la figure d'un trapèze, d'où sortent à chacun des angles supérieurs deux corps allongés flottants ; ce sont les trompes de Fallope et les ligaments larges qui se trouvent tendus par les ligaments ronds qui s'attachent à la base des os des isles, remontant ainsi l'organe utérin et suspendant les ovaires qui contiennent les œufs humains. D'où ils se détachent dans l'acte de la copulation, roulant dans les trompes et se fixant par adhésion dans l'intérieur de la matrice pour s'y développer, ce qui devient le produit fœtal. Dans l'état de vacuité, cet appareil a son siége dans le petit bassin, entre la vessie qui est en avant et le rectum qui est en arrière. Dans la fœtation, le corps de la matrice occupe l'abdomen en entier, dont il a refoulé les intestins grêles en arrière, écartant ainsi les colons, remontant l'estomac et le diaphragme.

ORGANES EXTERNES.

Malgré la complication harmonieuse et les changements de forme de ces organes internes, les organes extérieurs rendent en miniature tous les mystères intérieurs. Si les flancs recèlent l'œuf humain, le clitoris paraît être l'élément ou le réceptacle du plaisir ; les nymphes qui en partent le couvrent ainsi que le méat urinaire, cachant déjà d'autres fonctionnalités. Le repli tégumentaire cache presque complétement et l'organe supérieur et le pertuis du vagin. Une touffe pileuse ombrage et le pénil et l'ensemble qu'il surmonte.

Les changements de forme de tout cet appareil, par la variété des fonctions, amènent diverses maladies. Le principal but étant la reproduction, celle-ci nécessite un état complémentaire : la menstruation et les velléités érotiques. Mais examinons les maladies qui peuvent naître de l'exaltation des diverses fonctions ou de leur absence. Les soins à donner lorsque l'accouchement a eu lieu seront mentionnés à l'État vasculaire.

FROIDEUR, ÉROTISME. — L'absence des désirs peut bien contrarier le vœu de la nature dans la reproduction de l'espèce; mais rarement elle y apporte un obstacle mécanique. Son excès doit cependant être combattu. On oppose à la première l'emploi des semences chaudes de *Cuminum pratense*, carvi; *Cuminum semine longiore*, cumin; *Fœniculum dulce*, fenouil; *Apium palustre*, ache; *Ammi majus*, ammi; *Pastinaca sylvestris*, panais sauvage; *Amomum racemosum*, amomon. A son excès, l'infusion des fleurs d'*Asphodelus albus mas*, asphodèle; de *Nymphea alba*, nénuphar, lis d'étang, blanc d'eau, volet; de *Alisma plantago*, plantain d'eau.

CHLOROSE, PALES COULEURS. — L'absence de la menstruation paraît y opposer un obstacle plus grave; aussi les pharmacopées sont-elles enrichies des substances les plus propres à déterminer cette fonctionnalité. Les infusions de *Pyrethrum parthenium*, matricaire; *Pyrethrum camomilla*, camomille; *Ormenis nobilis*, camomille romaine; *Anthemis cotula*, camomille puante, maroute; *Artemisia Absinthium*, grande absinthe, aluine; *Absinthium minus*, petite absinthe; *Artemisia vulgaris*, armoise.

RÈGLES TROP ABONDANTES. — Rarement l'excès de la menstruation est un cas de stérilité, mais elle peut en être un de maladie. On leur oppose les substances contraires à la chlorose : le *Symphitum officinale*, grande consoude, oreille d'âne; la décoction de *Oriza sativa*, riz, édulcorée avec le sirop de fruits et de fleurs du *Punica granatum*, grenadier.

LEUCORRHÉE, FLUEURS BLANCHES. — Cette maladie se rencontre chez les jeunes filles avec la chlorose, et une menstruation régulière n'en préserve pas les femmes adultes. L'infusion des fleurs du *Lamium album*, ortie blanche; des pampres de *Ajuga reptans*, bugle; de *Achillea millefolium*, mille-feuille, et de l'*Alchemilla vulgaris*, pied de lion, est conseillée.

MALADIE HYSTÉRIQUE. — Sans que le développement des désirs

érotiques amène un trouble aussi grave; eux-mêmes, refoulés par l'absence de la fonctionnalité qui pourrait l'apaiser, portent le trouble dans les autres ordres fonctionnels. Le canal intestinal paraît être l'appareil davantage compromis : l'abdomen s'élève et s'abaisse instantanément, tout l'appareil locomoteur est en jeu; l'anomalie la plus complète règne dans les sens et se propage dans l'intellect. Cette maladie prend par accès plus ou moins rapprochés qui se terminent par l'abattement et les larmes. Quelquefois la langueur et la tristesse en sont les seuls apanages. Le *Nepeta cataria,* cataire, herbe-aux-chats; *Ferula assa fœtida,* férule; *Selinum galbanum,* galbanum; *valeriana dioïca,* valériane des jardins; *Valeriana officinalis,* valériane des bois.

APPAREIL DE L'INNERVATION.

L'appareil de l'innervation réalise les propriétés de la sensibilité organique et relative. La première, généralement répandue ou supposée l'être, agit la plupart du temps à notre insu surtout dans l'état de santé; et préside à toutes les fonctions nécessaires pour la durée de l'être animé : quant à son accroissement, le changement des molécules, le choix précis qui doit en être fait. Dans les maladies : susceptible de faire pressentir la douleur, par l'altération reconnue dans les nombreux appareils de l'organisme.

Ses qualités apparentes sont une configuration sous forme de petits paquets établis par l'amoncellement de nerfs grisâtres. Les principaux résident au fond des entrailles; il en irradie beaucoup de filets nerveux qui forment encore de nouveaux ganglions qui président aux fonctions de la circulation, de la respiration, de la digestion. C'est au-devant du centre de la colonne vertébrale que ces cerveaux épars, comme on le dit, se groupent et réalisent leurs sympathies avec les paires antérieures des nerfs spinaux répondant à la moelle épinière, au bulbe rachidien, à l'encéphale, et d'où sortent en dernier lieu les cordons blanchâtres de la vie relative. C'est dans ce dernier appareil, groupées par masses considérables dans le crâne, en prolongement rachidien dans le canal vertébral et dans les nerfs qui en partent, que se rencontrent les maladies formulées sous le mode que nous étudions. L'autre système n'est cependant pas hors de cette circonscription; car c'est à lui que se rapportent les chocs violents de l'organisme, toute agitation énorme de l'intellect, l'action des poisons, l'épuisement des forces par une fatigue extrême, leur exténuation par la perte du sang, le long séjour de la souffrance. Ces affections réclament l'emploi des alexitères : le *Mentha pulegium*, pouliot; *Origanum vulgare*, origan; *Lavandula vera*, lavande; *Melissa officinalis*, mélisse; *Betonica officinalis*, bétoine; *Mentha hortensis*, menthe des jardins; *Mentha aquatica*, bassile aquatique; *Mentha rotundifolia*, la menthe blanche. La plupart de ces plantes, dépouillées de leurs huiles essentielles et d'autres principes aromatiques, forment la base d'eaux spiritueuses céphaliques et vulnéraires très vantées, entre autres l'eau de mélisse des Carmes, l'eau de Cologne, dont quelques gouttes répandues dans l'eau sucrée s'administrent dans toute imminence d'affection profonde des viscères : dans l'apoplexie, la paralysie, le tremblement, la syncope, les convulsions.

MALADIES DE LA SUBSTANCE NERVEUSE BLANCHATRE.

L'animation des masses musculaires, le rapport avec les sensations, la comparaison, en sont les apanages. Mais comme les maladies que nous concevons dériver de leur absence ne viennent qu'à la suite de la souffrance exaltée ou latente fixée sur l'une ou l'autre de ses parties et qui peut ajouter à leur impuissance le désordre de la douleur : ainsi la paralysie peut permuter avec les convulsions, la cécité avec les hallucinations, l'imbécillité avec le délire; tout nous fait donc une loi de commencer par les névralgies. Dans les paires de nerfs ou cordons prolongés en proie à cette maladie, une douleur constante de la partie où le nerf se distribue est le phénomène qui la déclare. On la distingue par le nom du nerf attaqué; mais cela ne donne pas plus de facilité aux puissances thérapeutiques qu'on dirige contre elles. En remèdes potionnels, les plantes invoquées pour les affections de l'ensemble nervin seront utiles dans ces portions isolées.

MASSE MÉDULLAIRE.

L'encéphale est la portion médullaire où la douleur se montre à nu. La fixité du lieu qu'elle occupe et l'espèce de section moyenne qu'elle établit dans ce corps a fait donner le nom d'*hémicranie*, migraine, à cette névralgie. Les infusions de

Dictamum album, fraxinelle; *Dianthus cariophyllus*, œillet; la fleur du *Tilia platyphyllos*, sont utiles dans cette névralgie, surtout lorsqu'elle s'accompagne de mal de cœur.

MALADIES FONCTIONNELLES DÉPENDANT DE L'AFFAISSEMENT DES MASSES MÉDULLAIRES.

Elles se rapportent, comme nous l'avons dit, à l'absence du mouvement, à son excès, à l'idiotisme ou à la folie, à la perte des sens ou à leur aberration. La paralysie, considérée sous le type nerveux, dépend de l'aberration des organes cérébraux ou de la moelle épinière : ainsi, le *delirium tremens*. On la combat par l'emploi des infusions des baies du *Juniperus communis fruticosa*, de l'*Imperatoria ostrathium*, impératoire. On sait que cette maladie se trouve dans son cadre le plus relatif à l'État vasculaire; puisqu'elle dépend le plus souvent d'une suffusion sanguine cérébrale, résultat fréquent de la commotion, de l'apoplexie. Lorsqu'elle dépend d'un ramollissement du cerveau, elle trouve son histoire à l'État humoral.

Convulsions. — L'excès ou l'aberration du mouvement qu'on appelle *convulsion* se trouve plus régulièrement placée dans l'État nerveux; car elle dépend d'un semblable mouvement développé dans l'encéphale sans que bien souvent on trouve d'altération organique : point de suffusion sanguine, point de collection de sérosité. Cette maladie se présente sous deux aspects : régulier ou intermittent. Les convulsions surviennent chez les enfants par des causes assez légères, par une indigestion, par une blessure; elles surviennent chez l'homme en proie à une passion violente, sous l'excitation d'une violente douleur. Les infusions de feuilles d'oranger, de fleurs de *Nymphea alba*, de plantain d'eau, d'asphodèle, conviennent. Mais la convulsion peut être incessante sans que des mouvements désordonnés viennent vous l'apprendre : tel le mouvement orbiculaire des yeux que détermine la présence des vers chez les enfants, ou la fixation d'une phlegmasie sur l'encéphale; et enfin une contraction de la plus grande force et balancée par une juste opposition des muscles antagonistes peut frapper le corps d'une roideur et d'une rectitude parfaite. *Tétanos*. Cependant, si la première puissance entraîne l'opposante dans le sens de sa convulsion, le corps peut être courbé en avant : c'est l'emprosthotonos.

En arrière : l'opisthotonos. Sur le côté : pleurothotonos. Il faut opposer à cette manifestation convulsive le julep papavéracé administré à la dose de deux cuillerées à soupe toutes les dix minutes et d'une manière constante. Mais la convulsion peut prendre le type rémittent et se composer d'accès plus ou moins éloignés, c'est l'épilepsie, dans laquelle le corps est précipité le plus souvent en devant; agité par un mouvement incessant et pénible : roideur du corps, contracture des doigts, des orteils, mouvement orbiculaire, fixe, astral, ou fixité du globe de l'œil; écume à la bouche, et persévérance de ces phénomènes pendant dix minutes, un quart d'heure ou plus, et faisant place à l'abattement entier du corps, à l'étonnement, la stupeur ou la tristesse la plus profonde. En remèdes potionnels, on emploie les infusions de souci des vignes, de mouron blanc et rouge, de muguet, de basilic, les plantes froides : ainsi le *Nymphea alba*, le plantain d'eau, les mélisses, faibles moyens qui aident quelquefois dans les épilepsies sympathiques, car les congéniales n'en éprouvent que peu d'allégement. Les membres et quelquefois le corps entier peuvent être agités par des mouvements plus ou moins étendus, rapides, involontaires, sans perte de l'intelligence, des sens, et sans empêchement absolu de mouvements volontaires plus ou moins précis et continus : c'est la danse de St-Guy. On lui oppose les mêmes moyens potionnels qui conviennent aussi dans le vertige, qui consiste dans un sentiment de tournoiement dans lequel on croit être emporté. Cette affection est un avant-coureur souvent éloigné du mal caduc. Il y a la même affinité entre ces affections comme entre le tremblement, l'engourdissement et la paralysie; mais on oppose à celles-ci les graines de *Cardamomum maximum*, maniguette, graine de Paradis; *Cardamomum majus officinarum*, *Cardamomum medium*, *Cardamomum minus*, *Cardamomum minimum*. Les huiles essentielles que contiennent ces graines se répandent facilement dans les infusions théiformes qu'on en prépare, et d'autant plus agréables qu'on y ajoute des condiments saccharins. Le *Verbasculum pratense odoratum* indique au moins par son étymologie l'efficacité qu'on lui a reconnue dans la paralysie de la langue.

MALADIES DES ORGANES DES SENS.

Avant que ces derniers cessent d'établir entre les corps matériels et nous les rapports qui constituent leurs fonctionnalités, elles peuvent déjà varier : nous pouvons par l'ouïe et la vue être renseignés d'une manière fautive; mais le plus grand mal est toujours dans la cessation complète, car c'est en traitant les anomalies qu'on peut quelquefois prévenir cette dernière. Les différentes plantes vulnéraires qui composent le faltranc peuvent être employées, mais l'*Arnica montana* est depuis longtemps préconisé pour les affections de la rétine, particulièrement de sa paralysie.

IMBÉCILLITÉ ET DÉLIRE.

L'un est la perte du raisonnement, l'autre est son aberration. La première est le résultat de la conformation anormale de l'encéphale, très reconnaissable à la forme du crâne, ainsi que Camper, Gall et Lavater l'ont prouvé. Elle peut dépendre d'accidents physiques, de maladies, de causes séniles. Ces derniers cas rentrent dans le type humoral; nous nous bornons à les citer et à indiquer l'insuffisance de l'art. L'aberration du raisonnement peut aussi dépendre d'ardeurs, de souffrances viscérales développées dans le cours des maladies inflammatoires, des fièvres graves, et se dissipe avec ces maladies. Mais le délire survenant spontanément rentre dans la classe des névroses, et nous ne pouvons faire mieux pour en tracer un tableau rapide que de rapporter ce qu'on en dit à l'ordre premier des *Vésanies* ou *Aliénations mentales :* « Les climats brûlants de l'Inde, de la Haute-Égypte, les côtes de Barbarie, la Palestine, les îles de la Grèce, les départements méridionaux de la France aussi bien que les contrées brumeuses de l'Allemagne, de l'Angleterre, sont en général propres à faire contracter les affections hypocondriaques ou même la manie. » Stahl dit que « l'hypocondrie est un assemblage ou succession de symptômes singulièrement variés ou disparates : ainsi, sentiment de tension, de pesanteur ou même de douleur, sans une fièvre marquée, sans aucun type particulier, perversion plutôt que perte d'appétit; flatuosités intestinales, tantôt retenues, tantôt se frayant une issue bruyante; resserrement spasmodique, anxiétés qui s'aggravent par une vie inactive, sédentaire, ou par des variations de l'atmosphère; malaise sans cause connue; état vague de souffrance, tantôt avant, tantôt après le repas; gonflement douloureux et quelquefois assez grave dans l'hypocondre gauche; exacerbation des symptômes portés jusqu'à des écarts de la raison, ou un délire manifeste, mais fugace et passager dans ses idées, ce qui distingue l'hypocondrie de la mélancolie. » Arétée dit des mélancoliques « qu'ils sont sujets à des idées extravagantes; que les uns craignent d'être empoisonnés; que les autres, pleins d'aversion pour la société des hommes, se retirent dans les solitudes, ou qu'ils se livrent à toutes sortes de superstitions, à de vaines terreurs. » Faisant un instant trève à la régularité que nous nous imposons dans l'appellation des diverses vertus reconnues ou pressenties dans les simples employées dans la confection des tisanes (car ici quel physicien pourrait penser qu'au milieu des remèdes pharmaceutiques autre chose que l'eau pure pût être utile?), je rappelle un passage de l'ouvrage cité qui indique non seulement d'autres remèdes, mais un système réunissant des moyens divers, et qui délassera le lecteur de notre monotonie : « Les principes du traitement de la mélancolie ont été reconnus bien longtemps avant l'origine de la médecine grecque, et il paraît même que cette maladie remonte jusqu'aux siècles éclairés de l'ancienne Égypte. Aux deux extrémités de cette contrée, qui était alors très peuplée et très florissante, il y avait des temples dédiés à Saturne où les mélancoliques se rendaient en foule, et là des prêtres, profitant de la crédulité confiante, secondaient leur guérison prétendue miraculeuse par tous les moyens naturels que l'hygiène peut suggérer : jeux, exercices récréatifs de toute espèce institués dans ces temples, peintures voluptueuses, images séduisantes exposées de toutes parts aux yeux des malades; les chants les plus agréables, les sons les plus mélodieux charmaient souvent leurs oreilles; ils se promenaient dans des jardins fleuris, dans des bosquets ornés avec un art recherché : tantôt on leur faisait respirer un air frais et salubre sur le Nil, dans des bateaux décorés et au milieu de concerts champêtres; tantôt on les conduisait dans des îles riantes où, sous le symbole de quelque divinité protectrice, on leur procurait des spectacles nouveaux et ingénieusement ménagés, et des sociétés agréables et choisies; tous les moments enfin étaient consacrés à quelque scène comique, à des danses grotesques, à un système d'amusements diversifiés et soutenus par des idées religieuses. Un régime assorti et scrupuleusement observé, le voyage nécessaire pour se rendre dans ces lieux saints, les fêtes continuelles instituées à dessein le long de la route, l'espoir fortifié par la superstition, l'habileté des prêtres à produire une diversion salutaire et à écarter des idées tristes et mélancoliques, pouvaient-ils manquer de suspendre le sentiment de la douleur, de calmer les inquiétudes et d'opérer souvent des changements salutaires qu'on avait soin de faire valoir pour inspirer la confiance et établir le crédit des divinités tutélaires? »

Mais, revenant à la manie. « La nature des affections propres à la produire donne naissance à la manie périodique, et les affinités de cette maladie avec la mélancolie et l'hypocondrie doivent faire présumer que le siége primitif en est presque toujours dans la région épigastrique, et que c'est de ce centre que se propagent, comme par une espèce d'irradiation, les accès de manie. L'examen attentif de leurs signes précurseurs donne encore des preuves bien frappantes de l'empire si étendu que Lacaze et Bordeu donnent à ces forces épigastriques, et que Buffon a si bien peintes dans son *Histoire naturelle;* c'est même toute la région abdominale qui semble entrer bientôt dans cet accord sympathique. Les aliénés, au prélude des accès, se plaignent d'un resserrement dans la région de l'estomac, du dégoût pour les aliments, d'une constipation opiniâtre, des ardeurs d'entrailles qui leur font rechercher des boissons rafraîchissantes; ils éprouvent des agitations, des inquiétudes vagues, des terreurs paniques, des insomnies; bientôt après le désordre et le trouble des idées se marquent au dehors par des gestes insolites, par des singularités dans la contenance et les mouvements du corps, qui ne peuvent que frapper vivement l'œil de l'observateur. L'insensé tient quelquefois sa tête élevée et ses regards fixés vers le ciel; il parle à voix basse, il se promène tour à tour avec un air d'admiration raisonnée ou une sorte de recueillement profond. Dans d'autres aliénés, ce sont de vains excès d'une humeur joviale et des éclats de rire immodérés. Quelquefois aussi, comme si la nature se plaisait dans les contrastes, il se manifeste une taciturnité sombre, une effusion de larmes sans cause connue, ou même une tristesse concentrée et des angoisses extrêmes. Dans d'autres cas, la rougeur presque subite des yeux, le regard étincelant, le coloris des joues, une loquacité exubérante, font présager l'explosion prochaine de l'accès, et la nécessité urgente d'une étroite réclusion. Un aliéné parlait d'abord avec volubilité, il poussait de fréquents éclats de rire, il versait ensuite un torrent de larmes; et l'expérience avertissait de le renfermer promptement, car ses accès étaient de la plus grande violence, et il mettait en pièces tout ce qui tombait sous ses mains. C'est par des visions extatiques durant la nuit que préludent souvent les accès de dévotion maniaque; c'est aussi quelquefois par des rêves enchanteurs et par une prétendue apparition de l'objet aimé sous les traits d'une beauté ravissante que la manie par amour éclate quelquefois avec fureur, après des intervalles plus ou moins longs de raison et de calme. » Pour obtenir ces biens si désirables, que peut un moyen unique quand la thérapeutique entière est souvent infructueuse?

APPAREIL DU MOUVEMENT.

Les os, les muscles, les articles peuvent être en butte à la douleur causée par les accidents physiques; les contusions, les blessures : l'alchimille, la millefeuille, la bugle, la sanicle, données en infusion, sont un remède populaire. Le rhumatisme et la goutte que leurs symptômes inflammatoires n'excluraient pas du type nerveux sont modifiés par les infusions de buglose, de bourrache et d'ivette.

APPAREIL TÉGUMENTAIRE.

Les douleurs qui apparaissent dans cette membrane peuvent être rangées dans les névralgies ordinaires, à moins qu'elles ne reconnaissent pour cause l'influence de quelques corps irritants : la blessure d'une abeille ou de tout autre insecte. En résumé, comme aucun corps ne peut léser nos organes qu'il n'entame ou ne contonde cette enveloppe : sa lésion traumatique appelle, ainsi que toute autre partie de l'économie, les secours des plantes vulnéraires qu'on administrera aussi bien après l'opération du trépan, l'arrachement des polypes, l'ablation des carcinomes, la trachéotomie, les incisions et débridements que nécessite la hernie étranglée et à la suite des grandes amputations.

APPENDICE SUR LES PROPRIÉTÉS DES PLANTES VULNÉRAIRES.

Les vertus particulières de quelques-unes des plantes qui entrent dans les espèces vulnéraires peuvent déterminer l'élimination ou le choix de parties d'entre elles. Voici la notice des simples, extraite du *Traité des plantes usuelles* de Chomel, qui possèdent éminemment ces propriétés : « Les espèces suisses sont au nombre de neuf principales : bugle, brunelle, sanicle, pied-de-lion, pervenche, pirole, piloselle, verge d'or, véronique, et six qu'on rencontre en moindre quantité : centaurée, millepertuis, pied-de-chat, armoise, bétoine, chamædris.

Bugle ou petite consoude, *Bugula*, est commune dans les bois humides et couverts; on emploie ses feuilles et ses fleurs dans les infusions, dans les tisanes, dans les apozèmes que l'on ordonne pour les hémorragies et le crachement de sang, les dyssenteries, les flueurs blanches, les pertes.

Brunelle ou brunette, *Brunella major folio non dissecto.* Il y a peu de plantes plus communes dans les prés et dans les bois ; on l'emploie comme la précédente.

Sanicle, *Sanicula officinarum*, n'est pas rare dans les endroits les plus humides des bois couverts; ses feuilles passent pour spécifiques dans toutes sortes d'hémorragies.

Pied-de-lion, *Alchimilla vulgaris.* Cette plante est très commune au bord des ruisseaux qui sont dans les montagnes; elle est astringente comme la précédente et propre pour les pertes de sang, les flueurs blanches, les hémorragies.

Pervinca vulgaris angustifolia, la petite pervenche, se remarque aisément à sa petite feuille lisse. On la trouve dans les bois; son usage le plus ordinaire est pour modérer le flux des menstrues et des hémorrhoïdes.

Pirola rotundifolia major, Pirola folio mucronato serrato, pirole. Cette plante se rencontre dans les bois couverts et humides ; elle est une des vulnéraires les plus célèbres. On envoie l'une et l'autre espèce indifféremment des Alpes, où elles sont communes. La pirole a les mêmes vertus que le pied-de-lion et s'emploie de la même manière.

Piloselle ou oreille-de-souris, *Pilosella major repens hirsuta.* On trouve très communément la piloselle dans les lieux sablonneux et au bord des grands chemins. Tabernus Montanus dit que la piloselle est spécifique pour les descentes.

Virga aurea vulgaris latifolia, verge d'or, *Virga aurea sive salidago sanacenica*, sont communes dans les bois : les fleurs et les feuilles s'emploient dans la difficulté d'uriner, la gravelle et la néphrétique ; dans les obstructions des viscères elles sont fort utiles.

Véronique, *Veronica mas supina et vulgatissima, Veronica supina facie Teucrii pratensis*, *Veronica minor foliis imis rotundioribus.* La véronique mâle est commune dans les bois ; les deux autres espèces sont dans les prés et dans les endroits les plus humides des bois ; elle s'emploie dans les infusions vulnéraires et dans l'eau d'Arquebuzade.

Centaurium minus, petite centaurée amère fébrifuge et vulnéraire.

Hypericum vulgare, millepertuis. On l'emploie intérieurement pour dissoudre le sang caillé par quelque coup ou chute.

Gnaphalium montanum flore rotundiore, pied-de-chat, vulnéraire astringent.

Artemisia vulgaris major entre dans l'eau vulnéraire.

Betonica purpurea, bétoine. On en fait infuser une petite poignée dans un demi-septier d'eau bouillante, à la manière du thé. On l'administre dans la migraine, dans les étourdissements, les engourdissements des membres qui menacent de paralysie, dans la goutte, la sciatique et le rhumatisme.

Chamædris minor repens, germandrée, petit chêne, chênette ; amer, tonique vulnéraire. »

On prépare ces plantes réunies ou séparées, suivant l'indication organique que l'on veut suivre, en jetant un quart de litre d'eau bouillante dans un vase où l'on en a mis une pincée ; on laisse tirer douze minutes, et l'on boit par demi-tasses sucrées.

Fièvre éphémère. — La fièvre qu'on peut symptomatiser à l'État nerveux doit nécessairement avoir en moins les signes de plénitude. Un mouvement plus pressé, saccadé, de l'éréthisme, une légère tension et chaleur à la peau, la tête et les yeux douloureux, sont les signes où vous la reconnaîtrez, qu'elle soit essentielle ou symptomatique.

Vous trouverez, dans le nombre des alexitères céphaliques, vulnéraires, que nous venons de rapporter, des moyens à son indication qu'on administrera en infusion théiforme.

MÉTHODE D'IMBIBITION.

ÉTAT VASCULAIRE.

La matière des potions sous le mode inflammatoire comporte tout ce qui prend la forme fluide avec l'acception de principes adoucissants. Aussi les substances les plus hétérogènes, les sucs acides, les émulsions, le lait, employées dans la pléthore, la bronchite, l'entérite, se trouvent en regard de l'huile de poisson, du suif fondu, du sang des animaux, dans les empoisonnements par les caustiques, corrosifs, solides ou liquides : la soude du commerce, la potasse caustique, l'huile et le bleu de vitriol, l'esprit de sel, l'eau forte, l'eau de javelle, les foies de soufre, l'arsenic, le sublimé corrosif, l'ammoniaque et tous sels et oxides purs ou mêlés à l'huile qui font la base des couleurs.

Quoique heureusement des liquides aussi répugnants ne soient pas souvent indiqués, le ravage produit par les excitants qui en nécessitent l'usage met sur la voie des désordres résultant des diverses inflammations de nos tissus, et par suite les modifications qui peuvent davantage rétablir l'ordre et apaiser la douleur.

Si le passage d'un caustique a été rapide sur nos surfaces intestinales, on remarquera une vive rougeur et souvent une teinte plus foncée. Les membranes ont perdu la douceur, le velouté qui les caractérisent. La même remarque faite après les inflammations violentes de l'intestin a ratifié les rapports qu'on pouvait établir entre ces affections, et l'offre de secours vital et mécanique que font les substances mucilagineuses en décoction dans l'eau ne peut qu'être adopté dans l'un et l'autre cas.

Mais si toute maladie peut naître d'un mobile de douleur développé dans les membranes, l'appareil succédanément affecté peut vouloir être modifié par des éléments divers. Dans les maladies encéphaliques, la plasticité du sang demande à être délayée par les acides très étendus d'eau; dans les maladies des voies aériennes, ces derniers remèdes produiraient le plus grand trouble : d'où il suit que l'érosion des muqueuses, la plasticité du sang, partagent les condiments des tisanes en mucilagineux et acides.

Les médicaments froids et sédatifs ressortiront davantage des principes morbides, la chaleur et la douleur, que nous avons vues naître après l'emploi des caustiques, et sous le règne inflammatoire. Ce seraient aussi les remèdes qui devraient prévaloir si les physionomies étaient toujours aussi tranchées que nous venons de le dessiner. Mais ces premiers éléments ne sont pas toujours en saillie, et quoi qu'ils produisent les phénomènes secondaires de l'irritabilité des membranes, de la plasticité sanguine remarquées dans le cours des maladies; c'est à modifier ces mêmes États que nos efforts tendent en général : d'autant plus que le jugement des maladies s'effectue d'une manière plus douce et plus facile en suivant les indications du moment. L'emploi ordinaire des forts sédatifs, la laitue, la morelle, le pavot, amèneraient la congestion sanguine, et les médicaments froids arrêteraient les crises.

L'étude des simples en mucilagineux et acides doit donc précéder celle des froids et sédatifs dont l'usage sera toujours marqué à l'invasion des phlegmasies, à la suite des cautérisations, et quelquefois dans le cours des maladies, par un orgasme de caléfaction ou de douleur insolite; mais l'action lente et régulière des mucilagineux ou des boissons rafraîchissantes dans la plupart des maladies paraît être plus avantageuse. Aussi bien les modificateurs d'un trouble quelconque ne sont pas toujours dans un rapport aussi identique que dans les maladies aiguës, où l'on oppose directement les médicaments anodins à l'érection de la douleur, les médicaments froids à l'exaltation de la chaleur, dont on aide encore la puissance par une saturation rapide des membranes, des vaisseaux et des humeurs par l'usage des potions précipitées. On a vu dans l'État nerveux l'irritation s'apaiser par des remèdes excitateurs, et nous verrons dans l'État humoral les condiments irritants du soufre, des sels de potasse, de soude, le tanin, opposés à des maladies où l'âcreté, la chaleur et l'irritement sont en relief. Il ne faut donc pas s'étonner si, dans l'État vasculaire, nous examinons au précédent des remèdes qui ne paraissent qu'en seconde ligne dans l'indication thérapeutique. Et puis il ne faut pas perdre de vue que les altérants de l'État nerveux, que les remèdes contradictoires de l'État vasculaire et que les spécifiques de l'État humoral, pour calmer le trouble, apaiser la souffrance et arrêter la destruction organique, agissent d'une manière plus secrète que nos théories ne peuvent envisager. Les noms d'alexitères, d'apéritifs, d'incisifs, de désobstruants, de dépuratifs, de fondants, que nos précédents donnaient à leurs remèdes, n'impliquent pas l'explication de leur action intime, mais le résultat obtenu par leur emploi; et le vague qui règne dans leurs classifications pour l'étude des propriétés perceptibles et rationnelles donne bien assez la mesure des difficultés d'un examen ultérieur. Quant à notre délimitation, elle ne comporte à vrai dire que les éléments des tisanes dans l'État vasculaire; les altérants qui s'y trouvent annexés seront examinés suivant l'ordre des fonctions et de l'ontologie comme à l'État nerveux.

MUCILAGINEUX.

Le rapport d'aspect, de mollesse, de fluidité, de composition chimique qui unit les gommes et les substances albumineuses et gélatineuses se retrouve dans les sécrétions muqueuses de nos membranes internes et dans la dissolution des substances gommeuses. L'emploi de ces derniers est donc aussi judicieux que favorable, et partant leur usage dans toutes les maladies des muqueuses est suivi des meilleurs résultats. Ceci explique la prérogative que conservent les végétaux dans l'usage thérapeutique; car, contenant une plus ou moins grande quantité de cette substance, ils se trouvent aptes au rapport précédemment indiqué. Cependant cette quantité minime dans la plupart, son extraction difficile et l'abondance d'autres principes opposés fait que peu de végétaux figurent comme mucilagineux dans les pharmacopées, et parmi ceux-ci le thérapeutiste fait un choix sévère. Les gommes pures, ne révélant que ce seul principe, paraissent plus utiles à la nourriture de l'homme qu'au traitement de ses maladies. L'union au contraire de cette substance avec les fécules comme la racine de guimauve, les pampres des mauves, les jeunes pousses de bouillon-blanc, des orties, des épinards, paraissent beaucoup plus fructueuses; mais si à ces mêmes principes l'oléagineux et quelques atômes de matière animale viennent s'unir dans la graine de lin, on obtient le résultat le plus anodin que puissent fournir les mucilagineux.

DES GOMMES.

Les gommes sont des exudations visqueuses qu'on voit naître au tronc des grands végétaux, souvent au voisinage de quelque chancre; elles naissent aussi sans cette circonstance à l'aisselle des branches des arbres fruitiers; on ne les recueille point sans doute à cause de leur peu d'abondance. Le commerce fournit deux espèces de gomme : l'arabique, qui est le produit du *Mimosa nilotica*, et la gomme du Sénégal, qui vient aussi d'un *Mimosa*. Celle-ci nous est apportée en morceaux plus gros, transparents, quoique colorés comme d'une légère teinte de terre de Sienne. La gomme adragante est fournie en quantité bien moins considérable, mais sa dissolution dans l'eau apporte un mucilage beaucoup plus épais. Ces dissolutions gommeuses obtenues par l'eau froide dans une lente macération ou par l'eau bouillante, dans laquelle on jette la gomme pulvérisée suivant la dose de dix grammes pour litre d'eau, sont les potions mucilagineuses le plus promptement préparées, et l'utilité de leur emploi se rencontre parfaitement dans l'invasion des maladies inflammatoires. On les édulcore souvent avec des sirops, des gelées de fruits acides, doux, acerbes, afin de les rendre plus digestibles.

DÉCOCTION DES TIGES ET PAMPRES.

MAUVES, GUIMAUVES, BOUILLON-BLANCS, VIOLIERS.

Ici le mucilage, mêlé à la matière amilacée, à quelques sels, rend les tisanes composées avec ces plantes beaucoup plus faciles à digérer. On peut les administrer pendant un septénaire dans le cours des inflammations sans que les malades s'en dégoûtent, et sans être obligé d'altérer leur première puissance par les édulcorations. Mais la décoction de racine de guimauve apporte une plasticité plus grande par l'emploi d'une moins grande quantité de cette substance pour un volume égal d'eau; son nom d'*Althæa* indique assez ses hautes propriétés. Cependant on pourrait les taxer d'exagération en n'employant, comme on l'a fait jusqu'ici, que des décoctions trop légères qui ne développent pas toute la puissance de ses principes.

GRAINES MUCILAGINEUSES.

Il y a plusieurs espèces de plantes retirant aux propriétés de la graine de lin : le lin sauvage, dont on emploie la plante entière en décoction; la linaire, dont on n'emploie que la graine. Ces plantes n'étant pas répandues dans la pharmacie, nous mentionnerons simplement leurs propriétés mucilagineuses et anodines; quant au lin cathartique, qui est plus connu, il trouvera sa description et l'emploi de ses propriétés dans l'État humoral. La graine que l'on oppose quelquefois à la graine de lin et qui devrait l'être plus souvent est celle de fénugrec, dont la décoction, suivant Mathiole, « prise en brevage, guérit les toux invétérées et lors même qu'elles causent exulcération au dedans. » Quant à celle-là, selon Dioscoride, « sa décoction clystérisée sert aux érosions et mordications des intestins et de matrice : et fait sortir tous les excréments du ventre; ses étuvements et parfums sont fort bons aux inflammations de la matrice. » Selon Mathiole, parlant de son huile : « Il est bon aux convulsions et à mollifier les duretés des nerfs, et rendre souples les jointures des os. D'ailleurs il est fort exquis en toutes les maladies du fondement soient hémorroïdes, apostèmes fentes ou autres douleurs d'icelles parties, et mollifier grandement les duretés des lieux naturels des femmes. Lavé en eau de nénufar, ou eau de rose, il est fort propice aux brulures. Quelques-uns croient que ce soit un remède singulier à ceux qui sont travaillés du mal des côtés étant pris en brevage. » Galien, parlant du lin sauvage, dit : « La décoction de la plante ensemble de ses fleurs résout toutes tumeurs : et apaise inflammations et adoucit la dureté des jointures et guérit ces phlegmons qui s'engendrent aux aînes. » L'usage ayant fait abandonner les plantes succédanées pour celles qui remplissent les principales indications, il n'est pas étonnant qu'on l'ait fait aussi bien pour ce congénère de la graine de lin, qui réunit tant de propriétés essentielles. Mais le résultat de son emploi n'est jamais aussi prompt que sous la forme de décoction mucilagineuse obtenue par l'ébullition de cette graine mise à nu dans l'eau, suivant la raison d'une forte cuillerée à bouche pour un litre d'eau, exposant le tout ensemble au feu jusqu'à ce que l'ébullition apparaisse, et la laissant se parfaire vingt minutes. La tisane mucilagineuse que l'on obtient par ce mode se boit sur la graine ou se décante comme on le désire; car aux termes de cette ébullition elle ne contient plus de cette graine en suspension. Aux louanges que Galien, Dioscoride et Mathiole donnent à cette graine, j'ajouterai que sa décoction bue pure et à l'état filant est la meilleure tisane qu'on puisse ordonner dans les cas incertains où le diagnostic différentiel se fait péniblement, et où l'indication thérapeutique est encore plus douteuse; car à la chaleur développée, à la sueur, on n'opposera pas les narcotiques; au frisson, à la douleur, les froids et les acides; tandis que l'emploi des mucilagineux et surtout de cette plante calmera les douleurs, apaisera le frisson, abaissera la chaleur et favorisera la diaphorèse. Et la plupart des malades accablés sous le nombre de leurs maladies se trouveront très bien d'une tisane anodine par excellence : ce sera toujours un phénomène puissant d'abattu, ce qui est de bon augure; tandis que les tisanes employées n'agissent tout au plus que comme altérants relatifs que l'on remplace par d'autres aussi insignifiants, si ce n'est l'infusion de mauve sucrée, qui paraît être le clyterium sur lequel se base et roule la riche thérapeutique de nos jours. C'est sans doute comme contre-poids à cette décoction employée depuis treize ans à Paris suivant ma pratique que, par un effort sublime, on l'ait arraché aux douces fleurs pectorales pour ne prendre que la fleur des tisanes, qui est de bien petit poids à côté de sa rivale et aînée pour apaiser l'orgasme de la douleur, l'anxiété qu'elle produit, rendre les sputations faciles, arrêter les tranchées et préparer le ventre.

C'est sans doute pour éviter la mutation de cette décoction, salutaire dans les inflammations intestinales, les douleurs de vessie, contre les boissons acidules dans les inflammations encéphaliques où domine la plasticité du sang, qu'on avait tout au plus pensé à l'administration de cette simple que sous le mode inepte du nouet infusé; car alors on était en sûreté contre l'exaltation de ce phénomène morbide.

FRUITS ACIDES.

Résultat plus immédiat de la douleur et du calorique développé, les maladies de l'encéphale s'accompagnent rapidement du trouble vasculaire et de la plasticité du sang. C'est pour obvier à ce symptôme que les acides ont été préconisés. Leur usage en tisane a la propriété de détruire la masse coagulable qui se forme sous les efforts de l'innervation morbide; les expériences de la chimie le constatent tous les jours. Sous l'influence des acides, le sang s'altère, se dissocie, se décolore, perd de sa consistance. Quoique les boissons acidules n'arrivent pas directement dans la masse du sang, leur transport par les vaisseaux absorbants dans le canal thorachique et la veine cave est encore assez rapide pour que les boissons préparées avec le suc des citrons, des groseilles rouges et blanches, du trèfle acéteux, des bourgeons de vigne, le vinaigre, abattent le mouvement de l'artère, détruisent la plénitude et l'ardeur du pouls. Leur usage n'est jamais longanime; car, quoique le goût des malades s'en accommode, la délicatesse de la gorge et du larynx les fait remplacer par les médecins, de peur que les secousses produites par la toux qu'ils excitent n'altèrent dans les viscères crâniens le mieux-être que leur transfusion circulatoire aurait produit. Aussi bien, comme on le voit, les éléments acides ne sont pas nombreux, ce qui indique la part discrète qu'on doit leur faire, et bornée aux maladies de l'appareil encéphalique.

PRÉPARATION DES BOISSONS.

La boisson acidule la plus simple, mais qu'on doit préparer avec le plus de discrétion, c'est l'eau de Rabel, qui s'obtient en versant quelques gouttes d'acide sulfurique dans un litre d'eau chaude ou froide. On lui préfère ordinairement les acides citrique, acétique, le vinaigre, dont on jette un léger filet dans une pareille quantité d'eau et qu'on sucre. L'acide citrique se dose de dix à vingt gouttes pour pinte, mais se remplace par le suc d'un citron pressé dans un litre d'eau, édulcorant le tout par trente grammes de sucre. On fait aussi bouillir la chair des citrons dépouillés de l'enveloppe blanchâtre dans d'égales quantités d'eau avec l'épicarpe odorant qui les colore. Quelquefois les dissolutions gommeuses reçoivent les sucs des fruits acides, des groseilles rouges, blanches, du verjus, des framboises, des mûres, des baies de ronces, d'épine préparés sous forme d'expression, de gelée, de sirops, dans des quantités qui varient de trente grammes à cent pour deux litres d'eau bouillie, chaude ou froide.

SOMNIFÈRES.

Au début de la douleur accidentelle morbide, si son exaltation est extrême, les moyens soporifiques doivent être mis en usage. Leur puissance ne doit pas égaler le mal qu'ils sont appelés à combattre, car elle le doublerait, et il y a des souffrances qui ne peuvent l'être. C'est parmi les somnifères les plus légers, les décoctions de laitue, de morelle, de pavot, qu'on cherche les condiments des tisanes. Le développement des forces circulatoires qu'ils déterminent se borne de lui-même avec l'influence passagère des soporifiques dont l'effet longanime a été proportionné avec la durée de la souffrance; mais l'influence d'hématose qu'elles exercent rejette d'abord les mucilagineux qui augmenteraient ce résultat. C'est encore aux acides ou plutôt à leurs congénères propres qu'on doit s'adresser.

SUBSTANCES FROIDES.

Émanés du principe anodin suprême, auquel elles doivent encore se combiner, elles participent à sa fraîcheur. Le *Nymphea alba*, dont la racine puissante se couche sur la vase qui forme le fond des marais et le bord des fleuves, s'emploie aussi bien que sa fleur jaunâtre dans les infusions fortes qu'on fait de ces plantes, auxquelles on associe les fleurs de l'asphodèle, du plantain d'eau, les semences de melon, de potiron, de concombre, les fruits de l'*Agnus castus*. Elle calme la douleur en abattant les efforts du cœur et l'orgasme viscéral. La dose est de trente grammes de racine fraîche, de quinze grammes de poudre sèche pour litre d'eau bouillante instantanément pour celle-ci, et qu'on laisse durer quinze minutes pour la première. La dose est de dix grammes pour les feuilles, épis du plantain d'eau, les fleurs de l'asphodèle, du nénuphar, de l'*Agnus castus*, pour litre d'eau bouillante; séjour de dix minutes. Édulcoration.

TISANES COMPOSÉES.

La douleur se formule-t-elle toujours à nos yeux par des caractères aussi distinctifs? Le trouble apporté dans l'organisme n'est-il qu'identique, et les condiments potionnels doivent-ils toujours suivre la loi précise de ces démarcations absolues? La transition d'une série de phénomènes à une autre ne peut s'effectuer sans leur mélange, du moins momentané; mais souvent on voit des phénomènes très opposés marchant de front en pathologie. Un médicament succédané qui ensérerait la puissance de l'une ou l'autre série serait donc bien accueilli lors de ce passage; il se trouverait très bien placé dans les affections multiples lors du déclin d'une phlegmasie organique qui peut appeler des modifications particulières. L'anodin, le froid et l'acide se trouvent combinés dans la pomme d'amour; la boisson qu'on en prépare convient après l'exacerbation des viscéralgies les plus violentes, après les empoisonnements que suivent les gastralgies, les entéralgies, lorsque le malade veut du calme et que cependant son goût doit être aiguisé. Le froid et l'anodin dans la plupart des graines céréales et de leurs principales préparations, qui formaient la tisane commune d'Hippocrate pour le traitement des fièvres graves, des entités inflammatoires, s'adjoignent avec un grand succès et dans les mêmes États les fruits savoureux des rosacées lorsqu'il est utile de nourrir et de satisfaire le palais. Le mélange de l'orge et du gruau avec les fruits frais du prunier, de l'abricotier, du pommier, du poirier, du néflier, du coignassier, dont on divise les parties en les soumettant à l'eau bouillante pendant vingt minutes, suivant la raison d'un litre pour une cuillerée d'orge ou de gruau et soixante grammes de ces fruits, édulcoré avec le sirop de gomme, satisfait à l'indication de la diète ténue et du soutien du corps. Certains phénomènes formidables qui quelquefois symptomatisent seuls, ainsi quelques espèces de diarrhées, sont quelquefois arrêtés sans retour par l'un de ces fruits. Au défaut de ce dernier, on choisit le cotignac, qui en est la conserve ou celle des autres fruits, qu'on mélange aux mêmes doses dans les décoctions bouillantes. Mais le sentiment du besoin d'alimentation qui surgit cède à l'invitation des pampres amers du *Cichorium intybus*, chicorée; du *Taraxacum dens leonis*, pissenlit; des fleurs de l'*Humulus lapulus*, houblon, pour l'âcreté humorale et la coction remarquables à l'enduit pultacé de la langue : alors les décoctions d'orge, de chicorée, de pissenlit, de houblon, prévalent.

Dans les phlegmasies continues où la douleur est en relief, on est obligé d'allier des propriétés plus tranchées : ainsi, les mucilagineux et les foids. On associe les décoctions de graine de lin, de fénugrec, de linaire, de racine de guimauve, des pampres de mauve, guimauve, bouillon-blanc, violier, avec les plantes appelées rafraîchissantes : ainsi le *Portulaca oleracea*, pourpier; *Sedum album*, trique-madame, *Cimbalaria vulgaris*, la cimbalaire; *Acanthus mollis*, acanthe branc-ursine; *Linaria spuria*, la velvote; *Scandix pecten Veneris*, peigne de Vénus, aiguille des dames; *Heracleum sphondilium*, berce, fausse branc-ursine; *Coronopus hortensis*, corne de cerf; *Blitum sylvestre*, blette; *Valerianella olitoria*, mâche; *Samolus valerandi*, douret; *Beta vulgaris*, poirée, bette; *Attriplex hortensis*, arroche; *Attriplex hortensis rubra*, arroche rouge; *Attriplex latifolia*, arroche; *Blitum bonus Henricus*, bon-henri, épinard sauvage. Quelques-unes d'elles, suivant leurs qualités quelque peu différentes, forment des décoctions qui ne dépassent pas dix minutes de traitement conjointement avec les mucilagineux, qui les auront précédés dans l'ébullition de cinq minutes pour les pampres, de dix pour les racines et graines, et sont de très bon usage dans les phlegmasies des dernières portions du canal intestinal, des organes conservateurs et éjecteurs de l'urine, dans les maladies de la marge de l'anus et des organes de la génération dans les deux sexes.

Cependant, si nous nous rappelons que toutes les maladies, pour avoir un siége plus ou moins étendu dans nos viscères et plus ou moins vérifié, n'affectent pas moins un visage équivoque; que l'entité joue un rôle en pathologie que nous avons consacré en thérapeutique, nous verrons qu'à côté des substances qu'elle réclame dans les maladies de son ressort nous sommes souvent obligés, par les rapports viscéraux, d'ajouter d'autres condiments qui les modifient, ce qui forme un autre genre de tisanes : ainsi la lentille dans la petite vérole, qu'on associe aux scorzonères; la bourrache dans les fièvres rubéoliques, qu'on associe à la graine de lin, à la chicorée; la carotte dans les maladies du foie, qu'on associe à l'orge, à la réglisse, et ainsi de toutes les variétés de modifications qu'on oppose et qu'on marie dans des proportions données que le tact médical et l'habitude donnent. Mais il est un autre genre de potions composées qui ne s'emploient que comme moyens d'expériments et tendent à conduire le mouvement morbide dans des voies prévues; les diaphorétiques sont de ce nombre. Il entre encore comme composants dans les tisanes des ingrédients dans le but de les aromatiser, et qu'on dose à quelques centigrammes : l'eau de fleurs d'oranger, le néroli sont dans ce cas. Outre l'arome, on veut quelquefois exalter le ton des parties; on l'obtient par l'eau de canelle orgée : c'est une décoction d'orge pour litre de laquelle on ajoute un gramme de canelle et 45 grammes de sucre. La décoction blanche de sydenham assure le ventricule et ranime le ton des parties. Pour l'obtenir on arrache la mie d'un pain sortant du four, tout ce que la main peut tenir; on la jette dans un litre d'eau bouillante avec un gramme de cannelle et 45 grammes de sucre, et on retire du feu instantanément. La tisane de Montpellier a beaucoup de rapports avec cette dernière : on jette 60 grammes de rouelle de veau dans un litre d'eau bouillante exposée 18 minutes, on jette une pincée de fleurs pectorales qu'on y tient trempée, et on retire du feu en édulcorant. Viennent les boissons qui, pourvues de quelques agrégats répondant à l'indication momentanée, assistent partant une médication générale; les émétiques, les émo-cathartiques, les cathartiques purs. Si elles doivent favoriser le seul vomissement, on emploie de l'eau froide, de l'eau tiède mêlée à l'huile, au lait. Dans l'action cathartique, les bouillons d'herbes qui se composent du *Rumex acetosa*, oseille; du *Lactuca romana*, romaine; du *Lactuca crispata*, laitue; de *Allium porrum*, porreau; de *Poterium sanguisorba*, pimprenelle, et de quelques-unes des herbes potagères rappelées ci-dessus : pourpier, cerfeuil, bette, arroche, qu'on jette dans l'eau bouillante ajoutant beurre et sel. Les bouillons de veau dans lesquels on fait entrer le jarret de veau à la dose de 60 grammes pour litre d'eau, ajoutant carotte, amandes douces pelées dans l'eau bouillante au nombre de huit, le cerfeuil, quelquefois l'oseille, et sel. Le bouillon de poulet, qu'on obtient en faisant bouillir le quart d'un poulet ou ses abattis, qui se composent du col et tête, des ailerons, des pattes, du gésier, du foie, dans un litre d'eau pendant une heure, ajoutant carotte, cerfeuil et sel. L'abattis d'un jeune coq tué *illico* donne un bouillon que peu de boissons puissent remplacer pour le calme, le ton qu'il apporte à l'organisme et l'agrément de son goût.

ORDRE DANS LE CHOIX DES REMÈDES.

Supposant le plus grand trouble à *principio*, dans toute maladie accidentelle : les grandes cautérisations, les dislocations des jointures, les fractures comminutives des os, l'ébranlement énorme des viscères; les narcotiques, les médicaments froids doivent être employés *illico*. Après eux les affections organiques diverses militent pour l'emploi des mucilagineux dans les affections de poitrine et les lésions du tube intestinal qui suivent les empoisonnements; pour l'emploi des acides dans les maladies de l'encéphale. Dans les maladies où l'invasion n'est pas instantanée, on a recours à des altérants, modificateurs éloignés, tels que les sudorifiques, jusqu'à ce que l'inflammation et la fièvre se soient dessinées; et en général, pour ce cas, les médicaments froids et soporifiques ne sont plus de cours, à moins de saillies phénoménales extraordinaires, tandis que les mucilagineux et les boissons rafraîchissantes viennent terminer dans les maladies accidentelles et spontanées la série des remèdes indiqués, soit qu'on ait opposé des médicaments solitaires ou multiples.

APPAREIL CELLULAIRE.

DU PHLEGMON.

L'union des molécules qui constitue les corps varie dans leur symétrie. Assemblés par affinité, par cohésion, les minéraux s'analysent par des lois générales. Les végétaux, les animaux réfléchissent d'autres formes pour leur organisation; leurs molécules sont alors disposées d'après des plans variés; un lien commun cependant les assujettit. Le muscle qui se rétracte, la tige qui s'élève, verraient leurs fibres et leur tige jouer au hasard sous la peau ou se boursouffler par renflements inégaux, comme lorsque l'aponévrose est fendue ou que l'arbre se rabougrit. Le tissu cellulaire rallie ces organes dissimilaires, arrête le désordre qui naîtrait de leurs facultés opposées; élastique, se modulant en lamelles qui embrassent un espace dont une encoignure communique avec ses congénères, il se boursouffle aussi quelquefois, car il contient dans sa masse un autre système : l'adipeux, qui est formé de vésicules dont la flaccidité amène le marasme, et la réplétion l'obésité. Ce rapport de sécrétion et d'absorption, qui constitue une bonne organisation, est bien moins sensible à l'appareil extérieur des sens et de l'émission de la voix. Aussi le phlegmon qui croît au tissu adipeux se montre-t-il rarement aux paupières, au nez, aux lèvres, aux oreilles; tandis que les aines, les aisselles, la portion charnue de nos membres en sont souvent le siége. Quel que soit l'organe qu'il attaque, le gonflement peut varier, mais la douleur est toujours tensive, souvent pulsative, et désine à un sentiment de pesanteur. Le pus qui est le résultat du travail inflammatoire a écarté les parties environnantes, les a usées au point de se faire jour à travers la peau amincie, si l'art ne vient hâter cette issue. Nous verrons apparaître cette physionomie morbide dans beaucoup d'affections de la peau, où son traitement varie suivant l'unité ou la multiplicité de l'abcès qui, uniloculaire, répète dans son invasion les décoctions mucilagineuses, les boissons acides : dans son décours, des boissons composées de fruits doux, de pampres amers et de réglisse.

APPAREIL DE LA RESPIRATION.

Le coryza sous la forme aiguë s'annonce, comme toutes les inflammations, par quelques frissons, par un sentiment de sécheresse et d'ardeur dans les fosses nasales, enfin par la difficulté au passage de l'air dans ces conduits, qui, obligé de prendre la voie du pharynx, dessèche les organes qui le composent, et surtout à son entrée : la maladie primitive se trouvant augmentée d'autant. Cependant les infusions de fleurs pectorales vulnéraires sont les seules qu'on puisse opposer à cette inflammation sécrétive, dans la crainte que les médicaments froids n'éloignent le moment où la crise qui doit s'opérer par la sécrétion du mucus ne soit retardée. Quant aux anodins somnifères, le voisinage de l'encéphale en rend l'emploi difficile. Tout au plus les doux mucilagineux peuvent être adressés si l'inflammation, dans son cours longanime, menace de s'étendre aux organes du pharynx.

SYNANCHES.

Aux bornes que l'impuissance prescrit à la thérapeutique, s'ajoutent les obstacles naturels qui s'opposent au libre emploi de ses modes : pour la saignée l'exiguïté des veines chez les personnes corpulentes; pour les excitants externes l'insensibilité des affections carotiques; pour les purgatifs le rejet stomacal instantané; pour les bains le dévêtissement des malades; pour l'imbibition stomatite l'obturition de la bouche par le trismus, l'apoplexie glossitte ou l'inflammation générale des *fauces;* car l'emploi de la canule ptisoducte pénétrant par les fosses nasales, se faisant jour à travers le pharynx, descendant le long de l'œsophage pour verser dans l'estomac le liquide qu'on injecte par le pavillon extérieur, ne remédie que médiatement à l'affection externe.

SYNANCHE TONSILLAIRE. — Après le gonflement de la langue, celui des tonsiles est le premier obstacle qu'on rencontre à l'ingurgitation, à l'émission des sons, à la sputation que nécessitent les sécrétions de mucosités formées par la phlegmasie de ces organes. On peut, en abaissant la langue du malade, estimer le gonflement des tonsiles, dont l'un est toujours plus volumineux que l'autre. La salivation, la géhenne sont égales dans l'inflammation du voile, de la luette, des piliers; seulement la douleur palatine est plus violente et plus tensive : quant à l'hypertrophie de la luette, elle excite quelquefois des nausées et le besoin d'avaler sans cesse. Ces phlegmasies s'accompagnent nécessairement de fièvres; leur cours est de neuf jours, qu'elles se terminent par résolution ou par abcès; mais la gangrène et le skirre qui peuvent succéder prolongent ce cours ordinaire. Les décoctions les plus mucilagineuses de graine de lin, de racine de guimauve, pampres de mauve, bouillon-blanc, laitue, morelle, pavot, doivent être employées chaudes suivant la potion accoutumée, et dans l'orgasme vasculaire suivant la potion précipitée. Lors d'un retour à un travail phlegmasique plus modéré, pendant l'abcession, la gangrène ou l'induration : la tisane d'orge mondé, perlé, de gruau d'avoine, édulcorée avec le sirop de groseilles, de framboises, de mûres, de vinaigre, sont de bon emploi.

SYNANCHE PHARYNGIENNE. — Elle peut tenir à l'ingurgitation de matières, de boissons irritantes, et nécessiter les mêmes moyens et les mêmes modes pendant son cours.

SYNANCHE LARYNGÉE. — Cette dernière se dessine par des traits particuliers. A l'imminence d'étranglement qui survient dans les inflammations couenneuses, se joint le phénomène propre à la souffrance dans les organes de la respiration : la toux se montre légère, incessante, assiége le malade jusque dans la somnolence, qui ne se convertit pas en véritable sommeil. On conçoit qu'à la douleur fixe au larynx, à l'altération de la voix, cette petite toux subite, la difficulté de la respiration, l'altération des traits du visage et la résolution des forces n'ont pas besoin de s'ajouter pour reconnaître ce genre de synanches dangereuses qui, sous le nom de *croup*, a moissonné beaucoup d'enfants dont l'âge ne dépassait guère dix ans. Cette maladie affecte aussi les adultes, mais rarement. Aux décoctions mucilagineuses légèrement somnifères employées comme dans les précédentes, on ajoute dans son déclin les infusions de fleurs de mauve, guimauve, bouillon blanc, pas d'âne, pied-de-chat, coquelicot, violettes, édulcorées avec les sirops de racine de guimauve, de gomme arabique, sénégal, adragante, suivant la potion accoutumée; et instante dans les accès répétés de la toux.

PHLEGMASIES PULMONAIRES.

CATARRHE AIGU.

Ici le phénomène de la toux est le seul qu'on aperçoive d'abord; mais bientôt la fièvre, l'abattement s'ajoutent. La sputation plus ou moins abondante ou facile varie suivant que le catarrhe est récent ou que l'acuité surgit dans un catarrhe chronique. Son cours ne dépasse guère un septénaire; car la phlegmasie, prenant plus d'intensité, amène le point de côté, la sputation sanguine. La décoction de racine de guimauve, à laquelle on ajoute quelquefois quelques cuillerées de lait bouillant par litre en l'édulcorant, suffit à cette affection.

COQUELUCHE. — GRIPPE.

L'influence épidémique donne souvent un caractère de tendance inflammatoire à ces deux formes catarrhales, dont le type nerveux forme la similitude, la différence d'âge et la longanimité établissant la différence. La première, débutant dans l'enfance, participe comme on peut le croire à ce genre morbide, et l'inspiration bruyante qu'on y remarque le démontre assez; mais sous la forme inflammatoire ce phénomène disparaît, et les vomissements alimentaires ou de flocons glaireux viennent, avec la vivacité des accès et leur incessance, témoigner de leur origine. Du reste, l'inflammation pleurétique et parenchymateuse se déclare avec autant de vitesse comme dans la seconde. Celle-ci cependant s'en laisse dépouiller plus vite, tandis que sa congénère les voit longtemps se repulluler. A l'exception des autres méthodes puissantes qu'on oppose à la phlegmasie, les mêmes boissons ordonnées dans ces maladies sous la forme absolument nerveuse sont toujours indiquées. C'est, comme on sait, pour la coqueluche : la tisane faite avec les tiges de douce amère, la racine de réglisse, les fleurs de *Gnaphalium montanum*, les premières en ébullition légère, et la fleur en infusion dans l'eau; quand on oppose à la grippe les bouillons au veau, laitue, cerfeuil, amandes douces, carottes, en ébullition dans l'eau; sel.

DE LA TOUX.

Le phénomène remarquable ou cette fonctionnalité morbide qu'on appelle la *toux* et qui vient caractériser les maladies essentielles du poumon, puisqu'elle les signale, les accompagne et dispose quelquefois les symptômes les plus redoutables dont nous serons bientôt témoins, trouve dans l'emploi des médicaments usuels et dans une forme de l'imbibition un modificateur redoutable.

Ainsi, à l'appréciation de ce symptôme, soit qu'il vienne de naître ou qu'il ait déjà quelque durée, opposez autant de gorgées d'un liquide ordinairement chaud et d'un goût agréable à chacun des mouvements dont l'accès de toux se compose, jusqu'à ce qu'il ait cessé; et renouvellez vos attaques aussi souvent que la manifestation morbide. Les premières luttes sont quelquefois opiniâtres, et le nombre des imbibitions partielles considérable sans que la quantité du véhicule employé le devienne, quoiqu'on doive agir dans tous les instants du jour et de la nuit, surtout dans les catarrhes intenses compliqués d'asthme : d'autant plus que c'est à cette potion instante seule que le malade soit astreint; car le seul changement que l'on admette est dans l'emploi d'une décoction mucilagineuse de graine de lin, de racine de guimauve, de *Fucus crispus*, que l'on substitue aux infusions aromatiques lorsqu'on ne craint plus d'exciter une nouvelle exacerbation de toux par le dégoût qu'inspirent ces décoctions, et qui s'éveillerait sans doute au début du traitement. Le second terme de cette méthode consiste dans l'emploi du julep papavéracé qu'on administre le soir, quand on veut assurer une nuit plus tranquille, quatre heures après l'alimentation, si l'état du malade le comporte. Ce julep se prépare en soumettant à l'eau froide deux verrées, une tête de pavot qu'on broye dans les mains, ajoutant sucre un décagramme, exposant à un feu doux, attendant l'ébullition et la laissant parfaire une heure, décantant et exprimant parfaitement le decoctum qui se trouve réduit aux deux tiers d'une verrée. Le troisième terme consiste dans l'emploi de quelques infusions expectorantes et somnifères de violette, de coquelicot, qu'on administre encore à l'instance lors des manifestations catarrhales nocturnes, et qui rappellent bientôt le calme, si ce n'est le sommeil. Mais au matin les différents accès, détruits par la potion instante de liquides mucilagineux ou aromatiques le jour, ou la nuit par le julep soporifique du soir, tendront à reparaître. Le quatrième terme de la méthode vous apprend qu'une ébullition assez puissante de petite centaurée dans l'eau à la dose d'une demi verrée bue le matin s'opposera à leur recrudescence. Le renouvellement de ces termes dans leur rigueur pendant trois jours au moins et huit jours au plus suffit pour abattre la manifestation catarrhale la plus ancienne ou la plus aiguë.

Voici donc l'art de détruire ou d'amender la toux.

CATARRHE SURAIGU; ANGINE DE POITRINE; HÉMOPTYSIE.

L'irritation croissant sous l'influence incessante d'une respiration précipitée, d'un battement violent du cœur, comme il arrive aux animaux forcés à la course, dans les luttes d'hommes : les tuyaux aérifères sont spasmodiquement contractés, l'air ne pénètre plus dans les ramifications ultimes, le sang aborde dans les petits vaisseaux de la membrane muqueuse qui revêt leur cavité, et les efforts répétés du diaphragme dont l'abaissement déprime la poitrine sans ouvrir les poumons ajoutent encore, par ces secousses infructueuses, à l'anhélation primitive : le sang alors se fait jour, sort par les tuyaux respiratoires, et l'on voit le malade en proie aux plus vives angoisses. Il est arrivé que cette hémorragie avait un peu calmé ces scènes atroces auxquelles on oppose l'imbibition froide de l'eau pure ou animée par quelques gouttes de liqueur spiritueuse, éthérée, alcaline. Si l'orgasme cessait, on reviendrait à des boissons chaudes de thé, de vulnéraires, de fleurs pectorales.

PÉRIPNEUMONIE; PLEURÉSIE.

La série des symptômes n'est pas toujours aussi rapide et leur caractère aussi sévère au début des inflammations du parenchyme et de la membrane séreuse. Le symptôme obligé de la toux garde toujours son instance : le point de côté, l'étouffement sont modérés par la sputation qui n'entraîne que des quantités limitées de sang; mais sans les secours de l'art, surtout de l'imbibition des infusions de fleurs pectorales édulcorées avec le sirop de coquelicot, de pavot, de thridace, suivant la potion accoutumée ou instante, les mêmes scènes de souffrance apparaîtraient dans cette phlegmasie comme dans l'angine de poitrine et l'hémoptisie.

PARAPHRÉNÉSIE.

DESCRIPTION EXTRAITE DES APHORISMES DE BOERRHAVE.

« 907. Lorsqu'une maladie semblable à la pleurésie occupe cette partie de la pleure qui environne le diaphragme ou occupe même le centre nerveux de ce muscle, on l'appelle *paraphrénésie*, qui est un mal cruel.

908. Elle est bien plus fréquente qu'on ne se l'imagine ordinairement : elle est souvent présente sans qu'on s'en aperçoive; on la néglige, et, si on la traite, c'est sous le nom d'une autre maladie.

909. On la connaît par une fièvre très aiguë, par une douleur inflammatoire intolérable en cette partie à cause de la membrane nerveuse, douleur qui augmente cruellement dans l'inspiration, quand on tousse, quand on éternue, quand on a l'estomac rempli, quand on a des nausées, des vomissements, quand on pisse ou qu'on va à la selle, à cause de la compression de l'abdomen nécessaire à ces deux évacuations : on connaît encore ce mal par une respiration fort haute, courte, fréquente, qui se fait par la seule action du thorax, pendant que le bas-ventre est en repos, par un délire perpétuel, par la révulsion des hypocondres en dedans et en haut, par un ris sardonique, par les convulsions, par la fureur, la gangrène.

910. Elle a les mêmes suites que la pleurésie, mais le mouvement considérable et continuel de la partie, la nécessité dont elle est pour la vie, la tension de ses membranes nerveuses, tout cela rend ses progrès plus rapides et plus funestes, et produit l'ascite purulente.

911. La cure de ce mal demande les mêmes précautions, les mêmes remèdes, excepté ceux dont la situation du lieu ne permet pas de faire usage ; les clystères émollients sont souvent profitables à cause du voisinage de la partie malade.

912. Mais dès que le diaphragme qui était auparavant enflammé vient à suppurer, l'abcès se rompt, la cavité du bas-ventre est inondée de pus qui, venant à se putréfier, à s'amasser et s'accumuler de plus en plus, élève l'abdomen, ronge les viscères, produit une consomption déplorable et la mort.

913. Et quoique tout ce mal soit bien connu, on ne saurait pourtant le guérir. »

Les boissons que Boërrhave conseille sont les infusions diurétiques de chiendent. de pariétaire, les eaux de cerises, la pulpe des fruits des rosacées étendue dans l'eau.

Au début de cette maladie, dans l'augment et l'état, nous préférons l'emploi des doux mucilagineux : les décoctions de graine de lin, de racine de guimauve, de fénugrec, amenées à l'état filant et bues pures, suivant la quantité de deux cuillerées à soupe toutes les dix minutes. On pourrait y joindre aussi les plantes diurétiques précédentes et les décoctum pulpeux conseillés pour procurer une agréable diversion dans les boissons du malade.

APPAREIL DE LA CIRCULATION SANGUINE.

Le cœur, organe central, est sujet à l'inflammation de son tissu, de la duplicature de la membrane interne qui l'enveloppe et de la muqueuse intérieure qui revêt ses ventricules ou les oreillettes. Les gros troncs artériels et veineux qui en partent sont sujets aussi à l'inflammation qui paraît résider à la surface de la membrane interne. L'anxiété est commune à toutes ces phlegmasies, mais elle est plus marquée dans la péricardite. La violence du pouls, l'intermittence leur sont aussi communes. La cardite différentie son diagnostic par un bruit plus sourd, plus étendu de la région précordiale; mais l'anhélation est égale. Les émulsions aux grandes semences froides, les décoctions de laitue, d'orge, de chiendent, peuvent être administrées chaudes et édulcorées, suivant la potion accoutumée; mais ces maladies, débutant d'ordinaire avec un cortége symptomatique annonçant les plus grands désordres, appellent l'emploi de l'eau glacée suivant la potion précipitée, quelquefois aiguisée avec quelques gouttes d'acide acétique, de limon, de verjus, jusqu'à ce que la violence des palpitations ait disparu, et auxquelles se surajoutent quelquefois les lipothymies et la syncope. Si l'on parvient à quelque sédation, on quitte ce moyen extrême et on revient aux boissons chaudes sucrées légèrement acidules. Mais un travail plus lent annonce un autre désordre dans les cavités du cœur : par des causes éloignées et diverses ses ventricules voient leurs parois s'épaissir, leurs cavités s'étendre, en somme le volume du cœur augmenter. Les ventricules droit et gauche établissent dans leur affection un autre genre d'anévrisme actif ou passif. Le diagnostic différentiel donne pour l'hypertrophie du ventricule gauche des battements plus violents à la région précordiale et au pouls, moins de gêne dans la respiration, des changements moins distincts dans la couleur de la peau, plus de développement dans les veines cervicales; tandis que l'anévrisme du ventricule à sang noir amène plus de gêne dans la respiration, donne à la peau de la face une couleur pâle ou bleuâtre, et fait gonfler les veines cervicales, du thorax et des membres supérieurs. Du reste, la nature des potions adressées à ce genre d'affection ne diffère de celles conseillées dans la phlegmasie active que pour le genre d'imbibition. Ici c'est la potion accoutumée.

VARICES ET PHLÉBITE.

La première maladie est un désordre mécanique dans lequel la potion est d'un faible secours; mais la maladie inflammatoire, qui constitue la seconde, en reçoit encore moins. Cette affection, diagnostiquée depuis peu, est placée au rang des plus dangereuses. Sa symptomatologie est plutôt négative; car, à l'exception de quelques anormalies, l'affaissement des malades, l'anorexie, témoignent autant de son existence que la fièvre et les causes accidentelles qui l'ont fait naître : une piqûre à la veine, l'ablation d'une portion plus ou moins étendue de sa continuité, la résorbtion purulente, les opérations pratiquées au col utérin. Les boissons employées dans le traitement du système vasculaire, acidules, froides ou chaudes, suivant la potion précipitée ou habituelle, sont ici davantage indiquées. Mais si l'on voyait une tendance à la diaphorèse, les infusions d'espèces vulnéraires devraient les remplacer.

CANAL INTESTINAL.

STOMATITES. — La cavité de la bouche, s'étendant ou se resserrant suivant la tension des membranes et la contraction des organes qui la forment et qui la meublent, offrirait à elle seule le sujet d'une longue étude relativement aux maladies qui l'affectent. Forcés de resserrer ce cadre, nous ne mentionnerons que les maladies inflammatoires. La membrane muqueuse qui tapisse la cavité buccale dans ses reliefs et ses anfractuosités affecte dans son inflammation une épaisseur notable, et prend une couleur blanche, sans doute à cause de l'épaisseur de son épithélium. Sans amener une vive douleur, cet état, auquel on a donné le nom de *parulie*, devient d'autant plus insupportable qu'on veut prendre des aliments solides, ce qui devient impossible par l'élévation des gencives, qui tendent à se mettre de niveau avec la couronne des dents. Cette maladie, passant à l'état chronique, fait surgir de la muqueuse des appendices vermiformes qui partent de l'intérieur des joues, des bords de la langue, ce qu'on appelle *épulides*, et que la chirurgie est appelée à extraire. Mais la membrane non seulement se gonfle, elle s'exulcère aussi. On donne le nom d'*aphthes* à un genre de chancres qui apparaissent sous forme de points blanchâtres et arrondis, se produisant assez irrégulièrement sur divers points de la muqueuse et déterminés par des virus divers; mais leur localisation à la base de la langue, sur la membrane palatine et leur disposition assez régulière constituent le phénomène le plus apparent de cette fièvre puérile appelée *muguet*. A toutes ces phlegmasies et à celles qui peuvent survenir comme accidents critiques d'autres maladies, on oppose les décoctions mucilagineuses; mais dans les phlegmasies abcessives dont le siége peut être aux parois buccales, dans les gencives, dans les alvéoles, ainsi que dans la terminaison gangréneuse, on emploie les boissons acidules et toniques.

HYPERGLOSSIE. — La langue est peu sujette aux inflammations, ou du moins leurs phénomènes n'offrent pas la forme ordinaire.

Dans un organe aussi sanguin et sensible, l'abord des liquides est considérable : sous les stimulants énergiques, mécaniques ou vitaux, leur accumulation rapide donne à cet organe des dimensions exagérées. Elle remplit la cavité buccale en écartant les arcades dentaires, et, dans son effort dilatatoire, elle renverse les dents et fait une saillie volumineuse hors de la bouche. Cette maladie, abandonnée aux secours de la médecine, peut durer plusieurs septénaires, puisque ce n'est que médiatement qu'on peut employer les secours potionnels qui s'administrent au moyen de canules rhinopharyngiennes, et qui consistent dans les acidules. Elle s'est montrée aussi sous des intermittences annuelles. Heureusement que la chirurgie offre des secours puissants, rapides.

CONTINUITÉ DU CANAL.

INGESTION DE MATIÈRES RÉFRACTAIRES.

Quoique les cas d'empoisonnement par matières mêlées aux aliments ou par un motif de suicide n'aient lieu que dans des endroits habités, on pourrait n'indiquer pour ces mêmes accidents les plus graves que les breuvages qu'on se procure facilement dans ces localités; cependant, comme la pénurie peut se rencontrer partout, surtout la nuit en voyage, nous pensons que la classification des liquides qu'on peut employer pour le soulagement des personnes empoisonnées doit se faire suivant l'ordre de la facilité avec laquelle on peut se les procurer. Aux premiers signes de l'empoisonnement, si le corps de l'homme est couché, s'il annonce la douleur par des cris; à l'aspect de sa bouche brûlée ou enflammée, des convulsions de toute l'économie, ou au moins des vomissements ou nausées : vous vous hâterez de faire pénétrer dans sa bouche, pour être conduits dans l'estomac, et en l'absence de choses meilleures, de l'urine récente d'homme, d'animaux; du lait, du sang des animaux qu'on recueille dans une chaussure propre, ou, si le malade le peut, qu'il tète au pis ou suce à la veine du cheval, du bœuf qu'on a ouverte.

Mais si une citerne, un puits, une source, une mare, un étang, un ruisseau se rencontrent, il faut en faire gorger le patient. Près des endroits habités, les eaux grasses de cuisine, l'eau mêlée à l'huile, au lait, au beurre fondu, sont les remèdes par excellence.

Le temps aidant, après les premiers accidents conjurés, on prépare des décoctions abondantes et mucilagineuses de graine de lin, de fénugrec, de mauve, de racine de guimauve, de jeunes tiges de bouillon-blanc; on fait dissoudre la gomme arabique, sénégal, adragante; on délaye des jaunes d'œuf dans l'eau chaude, et l'on coupe par petites quantités de lait pour abattre instantanément la température de la décoction et adoucir davantage. Cependant les décoctions récentes d'artichauts, d'épinards, de chicorée que préparent les verduriers serviraient très bien par leur quantité, et mêlées au lait pourraient être de très grand secours.

La destruction des parties les plus essentielles de l'organisme et la perversion de leurs facultés sont l'effet prévu des poisons caustiques, narcotiques. Entre ces deux instruments de désordre, se trouvent les âcres, dans lesquels on peut placer l'arsenic sous toutes les formes et beaucoup d'oxydes métalliques, l'euphorbe oriental, la gomme-gutte, l'huile de croton tiglium, les sels mercuriels, antimoniaux, qui détruisent moins rapidement et portent un trouble égal aux narcotiques; mais ils ont comme ceux-ci la propriété d'être rejetés par le vomissement spontané ou aidé par l'ingestion des liquides oléagineux que nous proposons; car dans l'énumération que nous faisons des moyens de secours, tous les corps fluides et onctueux, depuis l'eau de tripes et le suif fondu jusqu'aux bavaroises et au lait d'amandes, ne peuvent qu'arrêter par leur onction sur les membranes l'escharification produite par un morceau de chaux qu'un enfant aura avalé par imprudence; par la poudre d'oxyde blanc d'arsenic qu'il aura prise pour du sucre; par la potasse caustique ou tout autre brûlant acide qu'on aura bu : ils favoriseront le rejet du poison par la quantité de l'ingurgitation et le dégoût qui l'accompagne; ce qui permettra de renouveler les ingestions, qui, suivies encore de nouveaux rejets, finiront d'entraîner et les matières qui nuisent et leurs délayants. Et là sont les premiers secours; aussi faut-il se garder de l'emploi du vinaigre, du suc des citrons ou de tout autre acide. Outre qu'ils ne peuvent que nuire ou être de peu d'efficacité dans les empoisonnements escharotiques par leur acidité et la tendance qu'ils ont à pénétrer dans les circonvolutions intestinales : mais par la dissolution qu'ils opèrent des âcres, des narcotiques, la diffusibilité des poisons s'opère avec rapidité; c'est-à-dire que les centres nerveux, le bulbe rachidien, l'encéphale, la moelle épinière se trouveraient en contact immédiat avec la morphine, la vératrine, l'acide arsénieux, après l'usage de l'opium, de l'aconit, de l'oxyde d'arsenic. Mieux vaudrait; car où l'on trouve du vinaigre, se trouve aussi du vin, de la bière, du cidre; en gorger rapidement le malade. L'ivresse serait un moyen de vomissement et commencerait encore les premiers secours. L'usage des décoctions mucilagineuses, herbacées, du lait, serait plus impérieusement commandé après cet emploi qu'après celui des eaux grasses, de l'huile de poisson. Enfin, de quelque manière qu'on soit parvenu à conjurer le danger, par l'expulsion des matières réfractaires et l'adoucissement des membranes enflammées et endolories, l'économie se trouvera modifiée avantageusement par l'emploi très modéré des infusions de fleurs pectorales, de feuilles d'oranger, de thé, coupées avec le lait et sucrées.

GASTRITE.

Une douleur déchirante ou plutôt un malaise, un sentiment de pesanteur ou quelque chose d'insolite et de dur à la région épigastrique, s'accompagnant dans le premier cas d'une agitation extrême avec une bouche enflammée, une soif vive et des vomissements pénibles; dans le second, d'anorexie, de soif; mais quelquefois langueur du corps, fièvre, état saburral apparent dans la cavité de la bouche qui est ordinairement pâle, tandis qu'un enduit grisâtre charge la langue. Ces trois états suraigu, aigu et chronique figurent la gastrite, qui consiste dans l'inflammation des membranes de l'estomac, et dont le degré de persistance et surtout de désordre est rappelé par les membranes qu'il affecte. Dans la gastrite aiguë et l'état semi-aigu sans chronicité, la membrane muqueuse seule est affectée, sa surface interne se colore des nuances du rose, du rouge et quelquefois de couleur brune dans quelques points de sa continuité : elle paraît quelquefois desséchée; souvent enfin des portions de la muqueuse se détachent en eschares qu'amène la gangrène, qui peut être causée par les caustiques ou une influence pathogénique sous laquelle toutes les membranes peuvent être perforées. Dans le second degré, la semi-acuité, la membrane muqueuse est seule intéressée; mais pour peu que la phlegmasie persévère, elle peut, sous l'influence des fièvres graves, de l'affection typhoïde, amener avec l'exulcération de la muqueuse la perforation complète des membranes. Dans l'état chronique toutes les membranes sont compromises : leur premier changement morbide consiste dans l'induration ; le second dans l'épaississement des parois stomacales, qui, rapproché du premier état, donne à quelques estomacs l'apparence d'une boîte épaisse à parois xelinoïdes. Dans les états aigu et semi-aigu, la thérapeutique potionnelle consiste dans la saturation des membranes muqueuses par une boisson où l'eau entre comme véhicule très étendu. Son adjonction au lait, au miel, au sirop, sert à la rendre plus supportable. Dans le cas de vomissement et d'hématémèse, il faut recourir aux potions froides instantes ou précipitées, aux émulsions des grandes semences froides, suivant l'état d'anxiété et de souffrance des malades, opposant les moyens tranchés à l'exacerbation plus violente des symptômes et revenant avec leur décroissance à des boissons chaudes de gruau, d'orge, de riz, édulcorées.

DUODÉNITE.

Le duodénum, caché dans la profondeur de l'hypocondre droit et de l'épigastre, laisse encore percevoir sa douleur au-dessous de la concavité du foie, près le lobe de Spigel : elle se distingue peu de la souffrance générale du tube dans les gastro-entérites violentes ; mais ses rapports organiques et fonctionnels avec le foie, le pancréas, dont il reçoit les canaux excréteurs, et dont le mélange avec la pâte chimeuse, effectué dans sa cavité, accomplit l'un des actes les plus importants de la digestion (la chylification), ne peuvent que rendre sa pathologie intéressante et obscure. L'effet sympathique de la souffrance se portant directement au foie, c'est dans cet organe qu'on a cherché longtemps la cause du trouble excité quand il n'en était que le garant. Tous les signes donc qui traduisaient les obstructions du foie vous serviront à diagnostiquer la souffrance du duodénum. Mais une acuité plus grande dans l'affection de ce dernier, reconnue au pouls des affections intestinales, milite pour l'emploi des doux mucilagineux, quand l'alliance de la phlegmasie avec celle du grand viscère reconnaîtra encore pour moyens potionnels indiqués les tisanes de linaire, sauge sauvage, mêlées au lait et sucrées.

ENTÉRITE.

L'inflammation aiguë des intestins grêles s'est vue bornée en partie dans quelques épidémies typhoïdes à l'ileum ; mais le diagnostic ne peut être que vague pour cette délimitation. L'abattement du malade, l'absence ou l'anormalie fonctionnelle des organes digestifs, la fièvre, le délire, le ballonement du ventre, qu'amènent les perforations, sont communes à la phlegmasie étendue ou distincte. Les décoctions mucilagineuses : celles des graines céréales, les gommes délayées dans l'eau bouillante; toutes ces boissons, édulcorées avec les sirops de fruits doux acerbes ou acides, administrées suivant la potion accoutumée, sont le remède de l'une et de l'autre.

COARCTATION DE QUELQUES POINTS DU CANAL, PARTICULIÈREMENT DU RECTUM.

Si l'inflammation à ses tons plus élevés amène ou accompagne les maladies les plus graves, cette lente affection qui participe de l'irritation et de la phlegmasie fait éprouver une anxiété habituelle, surtout dans les circonvolutions de l'intestin grêle. Elle change le rithme de la digestion, les matières alimentaires parcourent trop rapidement le canal, ce qui amène la lienterie, où elles s'amoncèlent et se dessèchent, et tiennent les malades dans un état continuel d'échauffement. Cette circonstance se rencontrant avec le rétrécissement du rectum met les personnes affectées dans un état de perplexité bien grande, que les tentes garnies et les longs suppositoires de la chirurgie modifient en modérant, par leur présence contre les parois de ce sac, la tendance au rétrécissement, et en outre favorisent les excrétions. Les tisanes doivent être bues en très petite quantité lorsque la maladie est arrivée à l'état lent, et consistent dans l'emploi des substances mucilagineuses : de cimbalaire, de velvote, d'acanthe, auxquelles on suppose quelquefois, pour exciter le mouvement péristaltique, la décoction de blanc de porreau coupée avec un quart de lait bue chaude et sucrée.

Diarrhée. — Cette maladie, qui est plutôt un phénomène accompagnateur dans beaucoup d'épidémies, de fièvres graves, de phlegmasies locales, et qui les périme presque toujours lorsque l'issue est funeste, consiste dans l'évacuation plus ou moins abondante et répétée de matières liquides qui peuvent prendre des nuances diverses, depuis la couleur de l'eau de riz jusqu'à celle de la suie délayée, et ramener avec elle des portions indigérées d'aliments, de fausses membranes, de la bile, des matières plus ou moins liées.

Son traitement consiste dans l'usage des dissolutions de gomme, d'arowroot, de salep, de sagou, qu'on édulcore avec le sirop de prunelles, de nèfles, de cormes, de cornouilles, de coings.

DYSSENTERIE. — La variété appelée *dyssenterie*, dans laquelle les malades rendent le sang plus ou moins pur ou mêlé aux défécations, est modifié et souvent arrêté par l'eau de riz natif ou torréfié, édulcorée avec le sirop de saint Ambroise ou sirop de millet.

HÉMORROÏDES. — Ce sont des renflements formés par les dernières ramifications des vaisseaux hémorroïdaux qui s'étendent et se multiplient de manière à former des tumeurs au pourtour de l'anus, de la grosseur d'un pois à celle de la tête d'un enfant, et laissent fluer du sang dans des quantités diverses. Quelquefois ces tumeurs hémorroïdaires se forment à une plus grande hauteur dans le rectum ; elles sont alors exiguës, mais elles peuvent faire rejeter une quantité considérable de sang par les selles. Les boissons les plus appropriées sont les eaux de pourpier, de trique-madame, de cerfeuil, de peigne de Vénus, de fausse branc-ursine, de *Coronopus hortensis*, corne de cerf.

Les inflammations de la marge de l'anus qui peuvent donner lieu aux fistules stercorales, urinaires, qui seront traitées à l'État humoral, sont modifiées par les mêmes décoctions.

GASTRO-ENTÉRITES.

Consistant dans une phlegmasie étendue suivant la longueur du canal intestinal, rapportant nécessairement les affections particulières à chacune des sections qui la composent : c'est-à-dire une agitation extrême de tout le corps et un désordre de l'intelligence qui va jusqu'au délire; des vomissements de matière verdâtre, jaunâtre, muqueuse; des selles involontaires de matières colorées, abondantes, s'accompagnant de la résolution des forces, d'une fièvre constante; anorexie; sentiment d'ardeur dans l'épigastre; soif vague. Continuité des mêmes phénomènes durant trois ou six septénaires, pendant le cours desquels les désordres qu'on voit naître dans les fonctions digestives sont plus en relief : tels que désirs passagers de matières nutritives, soif vive ou adipsie, vomissements, diarrhée faisant place à un arrêt excrétif; intellect quelquefois intact, mais le plus souvent obscurci par des hallucinations, des terreurs; carphologie. Ayant présenté dans leur cours des phases de mieux-être et de retour fonctionnel; mais aussitôt traversées par un trouble digestif, une lienterie. Alors nouvelle prostration, nouveau délire, nausées, vomiturilions, et dans la dernière période : passage de la phlegmasie dans les membranes séreuses, ballonement du ventre, mort. Cet appareil de souffrance, quelquefois douloureuse, surtout s'il s'accompagne de symptômes cérébraux comme dans ses alliances aux fièvres maligne, typhoïde, se remarque dans toutes les fièvres graves et les germes pestilentiels. Les boissons en usage se préparent avec les gruaus d'orge, d'avoine, de riz, que l'on unit particulièrement avec les fruits des rosacées. La prune oblongue, violette ou jaunâtre se marie très bien à l'orge mondé dans sa décoction aqueuse qu'on édulcore avec les sirops de gomme, de coings, de guimauve. Temporairement on préfère la tisane de cannelle orgée, la décoction blanche de sydenham.

CHOLÉRA INDIEN.

Cette maladie endémique au Bengale fut connue en Europe par les relations qu'en firent les médecins anglais lors de son extension. Elle traversa toute l'Asie, et ce ne fut qu'aux abords des possessions russes que sa marche fut signalée, et que de nouveaux détails nous parvinrent. Elle pénétra dans les gouvernements situés au sud et à l'ouest de la Russie, suivit leurs armées dont elle décima les camps, et, pénétrant au cœur de la Pologne, elle se répandit ensuite dans toute l'Allemagne. Pendant le temps que cette peste mit à parcourir cet arc de cercle étendu, c'est-à-dire quinze ans (partie de l'Inde en 1817, elle arriva en 1832 à Paris) : dans les pays limitrophes à ses ravages, on n'attachait en général que fort peu d'importance aux nouvelles qu'on en donnait. Ainsi, lorsqu'elle ravageait la Prusse orientale, on doutait en France si le mal existait réellement. Mais dans l'espace de quelques jours, des bords de l'Elbe franchissant la mer du Nord, elle marque sa présence à Sunderland et débute à Paris par quelques victimes dans les derniers jours de mars et commencement d'avril. Pendant le cours de ce mois, les hôpitaux de Paris comptaient chacun quatre-vingt cadavres par vingt-quatre heures. La Cité, la rue de la Mortellerie, le faubourg Saint-Germain avoisinant le Pont-Neuf, la rue Montmartre, le faubourg Saint-Antoine et le Gros-Caillou furent les quartiers les plus maltraités. La maladie revint en juillet et en septembre. On pensa que pendant ces six mois le département de la Seine avait perdu cinquante mille habitants. D'autres villes de France éprouvèrent des ravages, notamment Pont-Sainte-Maxence, qui devança Paris. En 1833, le bord oriental des deux Amérique essuyait ce fléau. La Nouvelle-Orléans le vit se réunir au typhus et à la fièvre jaune.

Quoique toutes les pestes émigrantes rappellent des désordres du canal digestif, on a cependant signalé des différences saillantes dans le trouble de cet appareil suivant les espèces. Le typhus qui, sous le nom de *fièvre dyssentérique,* ravagea nos armées lors de la campagne de Saxe, et s'étendit depuis Leipsik jusqu'à Paris, se caractérisait par un flux dyssentérique auquel se joignaient tous les symptômes des fièvres graves. L'affection typhoïde, qui n'en diffère que par une symptomatologie plus discrète, se caractérise encore par ce phénomène d'évacuations alvines. Mais dans la fièvre jaune, le choléra : les deux issues du canal étaient traversées par des flots de liquide dont la différence en établit une nouvelle aussi dans leur nature. En général les évacuations, dans la fièvre jaune, ne paraissaient pas se colorer d'une teinte différente à celle du fluide sécrété par le foie; tandis qu'une nuance non accoutumée se remarqua dans les évacuations stomacales et alvines que déterminaient le choléra. Une légère eau savonneuse, mais plutôt l'eau dans laquelle eussent bouillis les haricots blancs, ou l'eau de maraye, étaient les liquides auxquels on comparait les matières d'excrétion dans les vomissements et les évacuations anales.

Nous acceptons ce phénomène comme symptôme principal, parce que, en effet, il était le seul constant et pathognomonique. La cyanose était pathognomonique, mais non pas constante; venaient ensuite les crampes universelles comme on ne les voit dans aucune affection pour leur persistance et leur intensité, quoique ces phénomènes s'observassent dans de violentes indigestions, dans l'action des poisons. Mais l'anxiété et la terreur étaient à leur comble. Telles étaient les symptômes ordinaires et suivis d'un calme d'une durée de quelques heures, pendant lesquelles la nuance livide semblait disparaître, et c'était le signal d'une mort prochaine. Beaucoup d'individus étaient frappés de mort subite, d'autres paraissaient suffoqués par l'amas des liquides d'excrétion qu'on avait comprimés. L'ouverture des cadavres montrait la surface des muqueuses colorée en rose, quelquefois en noir, les intestins ou complétement vides ou remplis d'un liquide blanchâtre. Dans ce dernier cas, leur couleur était brune, presque noire. C'est sous un vent de nord-est que cette maladie avait sévi.

Un léger vent du sud-ouest ayant dominé, un grand nombre de cholérines éclatèrent au commencement du mois de mai. Cette maladie devait nécessairement retracer les phénomènes caractéristiques du choléra avec moins d'intensité : évacuations abondantes et rapides des mêmes matières fluides et blanchâtres ; crampes moins soutenues et bornées aux membres inférieurs ; coloration anormale de la peau ; plus de durée dans les symptômes, mais aussi moins de danger. Les crises se faisaient ordinairement par des sueurs chaudes qui contrastaient singulièrement avec la première affection, où le corps se refroidissait, et que, malgré la sueur, la chaleur semblait abandonner le cœur. Les journaux allemands nous avaient appris l'usage universel qu'on faisait des infusions de menthe poivrée, crépue, du thé de Chine, et les rapports de l'Inde nous avaient fait connaître l'influence de quelques gouttes de laudanum ajoutées. Ce furent ces mêmes boissons qu'on employa au début du choléra que l'on continua dans la cholérine. Mais pendant les quatre septénaires que sévit la peste, un mode nouveau de traitement signala chacun d'eux ; car, à ces premières potions, succédèrent les punchs au vin, au rhum. L'eau solide fut aussi employée. Le remède des Bengalis, qui consiste principalement dans l'implétion du canal intestinal par une grande quantité d'eau froide, a paru dans quelques cas être fructueux. On m'a raconté sur les lieux, à Montmartre, que le docteur Blanche avait fait boire cinquante caraffes d'eau à une cholérique dans l'espace d'une nuit, et cette potion précipitée avait réussi. Cette potion, où la limonade cuite et sucrée servit de base, m'a parue utile chez une bouchère qui demeurait *extrà-muros*, et où les prodromes cholériques s'annonçaient; car, lui ayant fait boire pour motif d'expériment thérapeutique six tasses de ce liquide, dont la capacité de chacune pouvait être évaluée à un demi-litre, et qui, rendues aussitôt que bues, ne paraissaient pas faire varier heureusement le pronostic, e lui ordonnai de prendre la septième, qui fut gardée. La malade alitée et entourée de duvet fut prise d'une diaphorèse critique.

En somme, quoique l'eau froide eût paru fort utile, on fit un usage plus général des infusions aromatiques de vulnéraires, de menthes, de thés de Chine, de fleurs pectorales, de tilleul, bues presque bouillantes et administrées suivant l'instance.

RAGE.

Qui n'a tremblé à l'idée de ce mal qui confirmé ne connait aucun remède? Cependant, malgré le fatalisme qui semble suivre la morsure qui reproduit ce mal, des cas nombreux militent en faveur du sauvetage dè quelques blessés qui ne s'étaient point astreints au traitement prophylactique. Il en est de même de son incubation, qui, suivant Morgagni, aurait pu durer quarante années. Sans avoir l'intention arrêtée de contester des faits avancés, je ne voudrais cependant établir que ce qui me semble hors de doute; et d'abord il paraîtrait que l'imagination répète une grande part dans le développement de la maladie, car c'est au souvenir d'une ancienne morsure que le malade de Hunter eût vu les symptômes de ce mal affreux; qu'ensuite, cette maladie, plus fréquente dans l'espèce canine, et survenant après une angine laryngée, latente, se serait développée chez l'homme et sous l'influence d'une violente perturbation morale. Si donc, des malades mordus par un animal enragé, certains ont été saufs, d'autres victimes; quand d'ailleurs des hommes non exposés à la contagion ont été surpris de ce mal : on pourra en inférer que plusieurs circonstances, notamment l'idiocincrasie, favorisent ou éloignent les chances de danger courues par ces morsures. Toujours est-il que le plus sûr est de laver promptement avec tout liquide exempt d'infection, d'exciter et de modifier la blessure avec tous corps irritants : le sel, le tabac, et de cautériser au plus tôt avec un charbon incandescent, des acides corrosifs et des cautères ardents dont la forme s'adapte parfaitement avec les plaies qu'ont produites les dents de l'animal. Quoique les potions seules n'aient point apporté un bénéfice constaté, cependant la potion précipitée a été employée par des médecins célèbres, et la méthode de traitement des religieux de Saint-Huber consiste, après des consécrations religieuses : dans l'emploi de l'eau pure pour boisson et l'usage d'aliments privés d'assaisonnement. Les personnes curieuses des anciennes recettes apprendront que le blé de vache, *Melampyrum purpurascente coma*, et l'alysson, *Alyssum calycinum*, avaient été préconisés comme condiments potionnels.

HÉPATITE.

L'inflammation du foie se reconnaît à une douleur pungitive dans l'hypocondre droit, qui devient atroce : battements violents de l'artère, anxiété, et, pour peu que la souffrance persévère, teinte légère de bistre apportée au ton de la chair. Des coups reçus, mais surtout l'emploi des purgatifs intempestifs, en sont la cause. Toutes les boissons mucilagineuses dans lesquelles on suspend de la terre de magnésie ou auxquelles on ajoute des sirops agréablement acides sont les meilleures potions. L'ancienne médecine admettait les tisanes de fumeterre, de marube.

FIÈVRE JAUNE.

Elle commença à paraître en Amérique. Ce fut en 1815, aux États-Unis, qu'elle sévit dans les villes de Boston, Baltimore, Philadelphie et le reste du littoral. Elle retraça dès l'abord, comme toutes les pestes, un désordre des organes digestifs et sensitifs. Les vomissements, les déjections alvines, qui reproduisaient les humeurs normales d'une glande énorme, et la couleur opale plus ou moins foncée qui colorait la peau, indiquaient une prépondérance organique et morbide du foie. Quoiqu'il soit toujours judicieux de rapporter à des organes prédominants le trouble remarqué dans les maladies quand en même temps la physiologie dénonce une aberration fonctionnelle, on s'égarerait cependant en voulant leur rapporter l'universalité des phénomènes; car on verra de quel léger poids sont ces signes organiques à côté de l'ensemble symptomatique dont la constance forme un tableau bien plus fidèle des maladies que l'ontologie réclame. Ainsi, les fièvres essentielles et la maladie dont nous nous occupons, qui existe avec des caractères différents sous la forme endémique à Madrid, et à laquelle les médecins du pays et les Français ont cru reconnaître une cause essentielle : quand on serait conduit par les lésions viscérales supposées à une thérapeutique tout à fait erronée. Comment employer les évacuants ou drastiques ou minoratifs chez des malades où la prostration des forces, la décoloration instantanée de la peau, l'œil fixe et sombre, la douleur déchirante des entrailles, l'anxiété et un sentiment de pression du cœur attestent un état de souffrance aussi violent? C'est plutôt aux anodins les plus ordinaires, aux décoctions papavéracées, de la morelle, des fruits de pommes d'amour, qu'on devrait borner les boissons à employer, laissant aux autres puissances, aux topiques hyposthénisants, la mission de calmer ce mal.

COLIQUE ICTÉRIQUE DE MADRID.

Cette maladie, dont nous venons d'annoncer l'existence dans la capitale des Espagnes, offre deux phases différentes dans son cours. La première sous la forme de prodromes : langueur et malaise général, douleur dans les membres, sentiment dans l'épigastre que pourrait produire un corps lourd comme le plomb, empâtement de la bouche, désordre dans les digestions ; mais bientôt les douleurs de coliques forcent le malade à s'aliter. Le sentiment de pesanteur fait place à une douleur plus ou moins aiguë qui se porte de l'un à l'autre hypocondre ; sentiment nauséeux et enfin vomissement de matières bilieuses amères, quelquefois de matières muqueuses, aigres ou de saveur métallique. Cette maladie, étant abandonnée à elle-même, s'accompagne de constipation, de jaunisse. Les douleurs qui se propagent en divers sens dans l'abdomen exténuent les forces du malade, le conduisent à un grand état de maigreur et irradiant sur le système cérébro-spinal, amènent de nouveaux phénomènes : le trouble des sens, la paralysie. Dans le cours de la maladie on n'observe point le pouls fébrile. Cet arrêt des évacuations, cette apyrexie, les causes reportées à un empoisonnement par le plomb ou le cuivre établissent beaucoup de similitude entre cette colique et celle des peintres, qui n'en diffère que par de moindres douleurs, et partant un danger moins grand, si ce n'est le cas de complication par affection du système cérébro-spinal, tels que les convulsions, la paralysie. Le lait, les huileux, les décoctions mucilagineuses sont les remèdes potionnels qu'on doit toujours employer, surtout dans les vomissements où l'on répète leurs prises en rapport de la démonstration morbide, et pour suivre l'effet des autres médications.

APPAREIL DES VOIES URINAIRES.

NÉPHRITE,

L'inflammation des reins se reconnaît à une souffrance profonde ressentie à l'un ou l'autre côté de la colonne lombaire : fièvre, décubitus forcé par la douleur, anorexie, adipsie; urines rouges, rares, à moins qu'on ne force les malades à boire. Les tisanes préparées par la décoction de *Psillium*, de fénugrec, rappellent en effet les urines et modèrent la puissance de l'inflammation.

CYSTITE.

Les signes qui annoncent que la vessie est enflammée sont les suivants : sentiment de pesanteur au périnée et douleur déchirante qui fait quelquefois bondir le malade dans son lit, fréquents besoins d'uriner, fièvre; mais le phénomène concomittent qui sert le mieux de guide est la rareté de l'urine. On y remédie en faisant boire abondamment au malade les décoctions de *Valerianella olitoria*, mâche, blanchette; de *Samolus valerandi*, douret; de *Campanula rapunculus*, raiponce.

PROSTATITE.

Quant à l'inflammation de la prostate, son diagnostic différentiel est assez difficile à établir. La douleur est fixe et locale, puisqu'on l'éprouve immédiatement au niveau et derrière l'angle de réunion de la symphyse sous-pubienne, du moins à l'état chronique; car à l'état aigu elle est toujours liée à la cystite et partage les mêmes symptômes ainsi que les remèdes. Quant à l'état chronique, une forte infusion des fruits du *Fagus castanea*, châtaignier, dépouillés de leur écorce, torréfiés et moulus, produit un effet efficace.

URÉTRITE.

Dans l'inflammation idiopathique de ce canal, qui amène une grande difficulté d'uriner et une douleur non moins grande dans cet acte fonctionnel : la décoction des bourgeons d'asperges et de queues de cerises, bue suivant la potion accoutumée, est le remède qui puisse davantage rétablir la fonctionnalité en même temps qu'il apaise la douleur.

ORGANES DE LA GÉNÉRATION CHEZ L'HOMME.

Pénite. — Les excitements voluptueux, les empoisonnements, les accidents externes amènent, dans les organes générateurs, des maladies inflammatoires qui appellent puissamment l'emploi des boissons froides mucilagineuses et anodines. L'érection persistant sous l'étreinte mécanique, ou entretenue par des idées lascives, peut amener l'inflammation du pénis, qui occasionne un gonflement plus considérable que la simple injection des corps caverneux et du gland, suffisante au premier phénomène; car dans le second, le tégument extérieur mobile appelé *prépuce*, le tissu cellulaire qui l'unit au corps sous-jacent, le canal de l'urèthre s'hypertrophient sous l'influence vasculaire et augmentent d'autant le volume du pénis. La douleur qui résulte de cette aberration mécanique et vitale n'exclut pas toujours un sentiment d'érotisme dont les accès peuvent conduire à la fureur. Cette exaltation morbide suivant l'usage des substances aphrodisiaques, de la cantharide, veut être combattue par les médicaments les plus froids : les émulsions aux grandes semences froides, les décoctions de laitue, de morelle, de concombre, de pourpier, de trique-madame, de racine de *Nymphea;* mais pour premier secours on aura fait administrer, suivant la potion précipitée, de l'eau de puits, de citerne, de rivière, dont on abaissera encore la température. La pénite, qu'amène la masturbation, entraîne une autre conséquence : l'œdème du prépuce, qui en naît, donne à la verge une dimension inégale, car celui-ci dépassant le gland fait obstacle à la dernière issue de l'urine. Les boissons mucilagineuses conviennent ici de même que dans la maladie contraire, où le gland, resserré à son collet par le prépuce, se gonfle et s'œdématise aussi.

GONORRHÉE.

Uréthrite par infection. — Il naît et se développe dans le canal de l'urèthre une inflammation avec production de pus qui coule tout le temps que dure cette phlegmasie. On la voit paraître huit jours après un contact charnel suivant les cas les plus ordinaires; mais, quelquefois arrêtée intempestivement, elle peut revenir après un laps de temps considérable. Ce qui a fait croire que de primitive infection elle pouvait retarder son apparition. Cette forme symptomatique partage les maladies vénériennes : ainsi, on peut n'avoir pour tout phénomène vénérien que cet écoulement, dont la plasticité et la couleur varient suivant le temps de l'apparition ou l'exacerbation que peuvent déterminer des écarts de régime; ou bien des érosions, des plaies de la muqueuse, du gland, des ulcères du scrotum, du prépuce, qu'on nomme *chancres;* des tumeurs dans l'aine qui peuvent abcéder et qu'on nomme *bubons*. Mais rarement ce dernier genre d'affections est susceptible, par une délitescence, de se produire sous la forme gonorrhéique; cependant la chaudepisse peut offrir, dans sa métastase sur les téguments générateurs sur l'enveloppe cutanée, à l'isthme du pharynx : les nodus, les poulains, les chancres qui se développent par infection primitive sur les organes accoutumés. Il y a cependant un mode morbide qu'elle affecte fréquemment après la première disparition : c'est le gonflement plus ou moins considérable de l'un des testicules, et plus particulièrement du gauche, auquel on donne le nom d'*orchite*. On traite cette maladie, lorsqu'elle est apparente, de manière à lui faire parcourir ses périodes, qui se renferment dans six septénaires ou dans six mois, et à la modifier en l'altérant peu à peu. Les tisanes de *Anonis spinosa*, bugrande; d'*Asparagus officinalis*, asperge; de *Triticum repens*, chiendent; d'*Eryngium vulgare*, chardon Roland, agissent comme rafraichissants. Ceux qui suivent agissent comme altérants; ce sont : les bourgeons d'asperge, les queues de cerises, les racines de buis, de houx, de fraisier, de séséli, d'ache, de saxifrage et d'*Eryngium*.

Mais sa disparition subite entraîne des dangers que souvent les médecins voudraient conjurer en la rappelant à son siége primitif, pour qu'en attirant avec un écoulement longanime les atomes épars que son affinité rappelle, les organes flétris par son adhésion recouvrent la plénitude de leurs facultés. Les tisanes de graine de lin, racine de guimauve, racine de chicorée, pampres de chicorée, de chardon jeune, d'ortie blanche et noire, les tendrons de jeune bourrache, pourront contribuer à sa réhabilitation. Quelle que soit la forme qu'ait prise la maladie : ulcères, chancres rongeants de la peau, du scrotum, du raphé, de la verge, rhagades, condilômes à l'anus, chancres à la gorge, les émulsions et les doux excitants qui composent cette dernière tisane sont propres à séder les parties affectées d'une grande sensibilité dans les cas d'orchite, d'adénite. Lorsque la période douloureuse a passé, on revient aux tisanes altérantes employées dans les maladies vénériennes : ainsi la douce-amère, la saponaire, la salsepareille.

ORGANES DE LA GÉNÉRATION CHEZ LA FEMME.

Par l'effet du tempérament qui s'exalte, par des breuvages, pastilles renfermant de la poudre ou teinture de cantharides, les organes conservateurs et excréteurs de l'urine s'enflamment, et leur souffrance se communique bientôt aux organes de la génération : les grandes lèvres se tuméfient, l'entrée du vagin rougit et se boursouffle, le clitoris et les nymphes s'érigent et s'animent; la violence des désirs érotiques ne se laisse plus modérer par l'intelligence; les femmes tombent dans cette manie appelée *fureur utérine*, où toute pudeur nécessairement oubliée elles témoignent, par leurs postures, leurs gestes et leurs actes, le désordre affreux qui les domine. En potions, les remèdes à administrer sont l'eau très froide à zéro s'il est possible; puis les décoctions de racine de *Nymphea alba*, de graine de lin, de laitue, de cerfeuil, administrées en abondance chaudes ou froides.

MÉTRITE.

Le corps, le col de la matrice, le vagin peuvent être affectés d'inflammation après des accouchements laborieux, des avortements, des fausses couches, des coups ou chûtes sur le siége. La douleur développée dans ces parties, la douleur à l'hypogastre, le gonflement de cette région de l'abdomen, servent à diagnostiquer la maladie. Les tisanes de racine de guimauve, de chicorée, de pourpier, laitue, cerfeuil, édulcorées avec le sirop de gomme, sont indiquées.

GONORRHÉE.

Dans l'inflammation puifiante par infection, on emploie chez la femme les décoctions de graine de lin, racine de guimauve, bugrande, asperge, les pampres de chicorée, de *Lamium album*. On continue cette décoction pendant la durée de l'écoulement, qui est de six semaines; et sur la fin les tisanes de racine de fraisier, d'ache, de séséli, de houx et de persil.

Inflammation du Pénil. — Le gonflement et la rougeur peuvent se porter sur les parties tégumentaires qui couvrent le pubis.

Adénite. — Les ganglions lymphatiques de l'aine peuvent se tuméfier. Tous ces phénomènes, développés ordinairement sous le virus vénérien, sont modifiés par les tisanes de graine de lin, douce-amère, saponaire.

Ovarite. — L'inflammation des ovaires se reconnaît à la fièvre, à la douleur locale, à un sentiment d'engorgement et de nodosité à l'un des côtés de l'hypogastre et au-dessus de l'aine. Elle demande pour secours potionnels les décoctions de graine de lin et de cerfeuil.

ÉTAT DE GESTATION.

MALADIES CAUSÉES PAR LA GROSSESSE.

Le refoulement des organes de la digestion par l'ampliation toujours croissante de la matrice en dérange nécessairement le cours. Les indigestions qu'elle nécessite, les lypotimies qu'elle entraîne demandent l'emploi des plantes alexitères et cordiales. Le second trouble remarqué est celui des organes de la respiration et de la circulation, et par suite de l'encéphale. Les infusions de fleurs de tilleul, de feuilles d'oranger, sont indiquées. Mais le désordre mécanique n'est pas le seul qu'amène le déplacement de la matrice : un désordre vital assez grave ou du moins contre lequel on doive se prémunir, ce sont les hémorragies. Comme elles pourraient amener l'avortement, les moyens potionnels les plus puissants doivent être invoqués à son apparition aussi bien qu'après l'avortement ou l'accouchement lui-même.

Ainsi, on emploie la potion précipitée d'eau froide ou glacée, les émulsions aux grandes semences froides, les eaux acidules de citron, orange et groseille.

ACCOUCHEMENT.

Dans les douleurs qui l'accompagnent, il faut en général relever le ton des organes et ranimer la fibre musculaire. Un demi-verre de vin, une tasse de bouillon de viande conviennent très bien ; mais à moins d'écarts dirimants, il faut suivre de bien près les goûts d'une femme en douleurs.

Après l'accouchement, sans les accidents hémorragiques dont nous avons parlé, il faut encore donner une tasse de bouillon chaud, ou une verrée moitié vin, cannelle et eau chaude sucrée.

COUCHES (NEUF JOURS DE TRAITEMENT).

Premières vingt-quatre heures : infusion de fleurs de tilleul, de feuilles d'oranger, saccharinée. Second et troisième jour : tisane de chiendent, tilleul, orange, sirop de gomme, guimauve. Six derniers jours : décoctions de graine de lin, canne de Provence, pervenche. caille-lait, édulcorées avec les sirops de capillaire.

SUITE DE COUCHES.

Péritonite puerpérale. — On reviendrait promptement aux tisanes tout-à-fait adoucissantes : à la décoction de graine de lin, de racine de guimauve, pampres de mauve, de bouillon-blanc. Ces décoctions doivent être bues suivant la potion précipitée pendant les premières heures de l'invasion de la péritonite. Mais lorsque le frisson qui la dénote, la dureté du pouls, la suppression des lochies auront fait place à la chaleur, à l'ondulation du pouls et au flux lochial, on reviendra à la potion accoutumée comme dans le traitement de la fièvre des femmes en couche établi plus haut, et on édulcorera de nouveau les tisanes avec les sirops de capillaire.

HYPERMÉTRIE.

Participant comme tous les organes sanguins aux tristes prérogatives de l'inflammation, la matrice conserve entre autres le gonflement et l'induration de son tissu. Immédiatement après l'accouchement, rapprochant ses parois, leur épaisseur se trouve triplée ; mais au terme de six septénaires, l'organe entier est revenu aux dimensions accoutumées. Tout rentre ainsi dans l'état normal, parce que la fonctionnalité avait été facile. Mais si la matrice se gonfle sous une influence morbide, qu'un môle se développe dans sa cavité, que le fruit de l'hymen tombe ou soit arraché prématurément, l'excès de nutrition amené par ces causes morbides ne se dissipera pas : il en résultera l'hypermétrie, qui peut se traduire, quant au travail morbide qui l'accompagne, par une phlegmasie lattente du corps même de l'organe, avec sécrétion plus ou moins constante des fluides sanguins pouvant offrir une phase de développement assez considérable quant au laps de temps (six septénaires), susceptible même d'être agrandie par un traitement contraire ou les écarts de régime.

Le corps de la matrice ne fera plus éprouver cette gêne, ce sentiment de pesanteur, le désordre stomacal, l'amaigrissement et l'hypertrophie locale, qui caractérisent la maladie : si aux règles ordinaires de l'hygiène des femmes en couche, on adjoint l'usage des décoctions fortes de graine de lin, de chicorée, de pariétaire, avec addition de réglisse ou miellées, pendant la durée normale de cet état.

ÉCLAMPSIE.

Dans les mois qui forment la seconde moitié de la grossesse et jusque dans les douleurs de l'accouchement, les accidents qui rappellent l'apoplexie et les convulsions peuvent apparaître. Cette réunion de deux maladies aussi graves a depuis peu frappé l'attention des médecins. Quand elle s'est montrée d'abord, elle se reproduit ensuite par de semblables attaques dont la durée est limitée par quelques minutes ou quelques heures. Mais dans lē cas d'une aussi longue durée, les phénomènes apoplectiques dominent et amènent souvent le caros. Après quelques attaques les malades succombent, et souvent les dernières se montrent dans l'accouchement ou après son accomplissement. L'emploi peu méthodique de la potion précipitée (eau froide) serait cause de l'insuccès de cette imbibition; car, employée comme je le prescris aux modes potionnels, le contraire de ce résultat m'aurait été offert.

MAMELLE.

L'inflammation de la mamelle, vulgairement appelée *poil,* qui se termine souvent par abcès, doit être abordée, pour le régime potionnel : par les décoctions pures de graine de lin bues avec une abondance égale aux accidents, surtout dans le frisson qui accompagne son début, où la potion précipitée de cette décoction est de rigueur. En cas d'abcession, la décoction de gruau, de pomme de reinette, de chicorée, édulcorée avec la réglisse ou le miel et bue suivant la potion accoutumée.

PÉRITOINE.

Description anatomique. — Partant du point qu'il vous plaira d'élire pour se replier toujours sur lui-même, le péritoine, après avoir doublé la paroi abdominale, se réfléchit sur le diaphragme, sur le foie, l'estomac, qu'il couvre; passant sur le côlon transverse, se réfléchit sous son amplitude et sous la concavité du foie. Arrivé à la seconde section du duodénum et au niveau du pancréas, en dedans des canaux cystique, cholédoque, hépatique, il pénètre dans l'anse que lui forment la seconde et la troisième portion duodénale pour former le sac des mésentères; d'où il revient à la surface des intestins grêles dont il vient de garnir les parties postérieures et arrêter le bord concave sur la face antérieure de la colonne dorso-lombaire, pour se replier sur les reins, les uretères, le côlon, le rectum; embrassant chez la femme la matrice, les ovaires; formant les ligaments ronds et larges; tapissant dans les deux sexes les parties postérieure, moyenne, supérieure de la vessie pour revenir encore se confondre avec lui-même et doubler les parties postérieures des parois de l'abdomen.

PÉRITONITE AIGUE.

A l'histoire topographique de cet organe, qu'on ajoute le mot *douleur;* et si elle se fait violente, continue, vous vous attendrez à voir surgir les plus terribles phénomènes qui retracent la souffrance des viscères que cette membrane recouvre, c'est-à-dire l'universalité des organes de la vie végétative ou organique. Si le physiologiste s'étonne à l'énoncé de cette proposition, quelles seront les anxiétés du pathologiste, lorsque après les symptômes généraux : le vomissement, le frisson général, le froncement des sourcils, la petitesse du pouls, la tension du bas-ventre, il énumérera et cherchera d'établir à quelles causes physiques, fonctionnelles, il doit rapporter ces phénomènes? Est-ce au passage de la phlegmasie des muqueuses sur cette membrane séreuse, comme l'histoire des dothinentérites le démontre, ou à des violences, chûtes, coups, plaies pénétrantes, à des douleurs d'enfantement trop cruelles, à des manœuvres mal dirigées pour la délivrance? Cependant le danger s'accroît; avec la sécrétion du fluide séreux qui se concrète, les fausses membranes, les productions d'appendices en forme de larmes et d'un blanc opaque appendant à la surface ne vont pas tarder à se montrer; si vous ne profitez de l'orgasme qui se montre seulement à une chaleur sourde, à la douleur exaltée, car le pouls est muet ou plutôt son silence doit être éloquent pour vous, hâtez-vous donc : prodiguez, dans la première période marquée par le frisson, les vulnéraires, les malvacées en infusion chaude et saccharinée; et sitôt après les décoctions d'orge, de gruau, les dissolutions de gomme arabique, sénégal, édulcorées avec les sirops de prunelles, de nèfles, de groseilles, d'abricots, suivant la potion précipitée, jusqu'à ce que le ventre s'affaisse, que la douleur s'amende, que la respiration soit plus profonde et calme, cas où vous reviendrez à la potion accoutumée de ces dernières tisanes. Vos secours seraient vains si la lésion intestinale permettait l'épanchement des matières de digestion ou de sécrétion, et cet accident vous serait annoncé par le ballonnement et un phénomène sympathique, le délire. Les seuls épanchements de sang, de lymphe, ne sont pas aussi redoutables. C'est donc avec moins de terreur qu'on devrait juger la section de la matrice et des parois abdominales pour la délivrance des femmes en douleur, chez lesquelles les passages naturels n'offrent point une voie assurée de délivrance; et l'opération césarienne, attaquée peut-être à bon droit à cause de son exécution souvent extemporanée, doit être inscrite au rang des lois arbitrales pour l'accoucheur dans les cas de grande étroitesse du bassin. Mais les plaies pénétrantes faites par instruments tranchants, armes à feu, ont prouvé l'injustice des attaques quand même dirigées contre la chirurgie. Il y a plus, c'est que l'heureux résultat qui atteste de l'inocuité pour la pénétration du fer et de la main au sein de la cavité péritonéale, chez un nombre considérable d'individus dans les espèces à sang chaud, mammifères et ovipares, aurait dû rendre moins timorés les chirurgiens qui ne manquent de puissance dans la péritonite chronique, dont l'ascite est une conséquence si déplorable, dans le skirre ovarique, que parce qu'on a craint d'imiter les bistourneurs dans l'arrachement de la grappe. Ainsi, ce ne seraient donc pas le sang et la sérosité bénigne qui pourraient léser gravement la surface interne de cette membrane; et, par une opération faite avec l'assurance que donnent les règles de l'art et une bonne intention, on délivrerait les femmes du skirre ovarique non adhérent comme on pourrait tarir dans sa source le fluide albumineux qui fait la matière de l'ascite, aussi bien qu'on arrache au néant le rejeton humain en fouillant dans les entrailles de sa mère. Il faut pourtant craindre l'hémorragie des petits vaisseaux, puisque dans les grands la mort entre par deux portes. Et on fera bien, dans les plaies pénétrantes de l'abdomen opérées par le glaive ou la balle, de soumettre à l'imbibition facultative de quelques légères gorgées d'eau glacées ceux navrés par ces armes. Ce n'est pas que l'imbibition aqueuse n'ait pas aussi le pouvoir de raréfier le sang et d'aider à sa facile expansion. Il y a beaucoup de choses à dire sur ce sujet. Je vous engage seulement à suivre le premier précepte dans les circonstances qui le rappellent, sans négliger le secours qui adviendra, lorsque dans la seconde phase de la péritonite aiguë, celle de réaction et de chaleur, vous voudrez opérer une saignée efficace, c'est-à-dire large et promptement obtenue : en faisant boire à votre malade deux ou trois verrées d'eau froide presque coup sur coup, si la plénitude des vaisseaux qui l'annonce manquait à venir la promettre.

APPAREIL DE L'INNERVATION.

La suffusion sanguine amène suivant son degré l'apoplexie, qui peut être foudroyante ou durer quelques heures. Les eaux de mélisse, de Cologne, dont on verse quelques gouttes dans un verre d'eau, sont un remède usité. Dans un degré moins avancé elle établit le caros, qui est l'engourdissement le plus complet des sens et l'état de torpeur le plus grand. Il se rencontre après les empoisonnements narcotiques ou comme accident dans les fièvres graves. Le coma indique un sommeil profond, longanime, se rencontrant dans les mêmes cas, mais offrant une gravité moindre. Les potions acides sont ici indiquées rigoureusement. Un résultat de l'apoplexie lente est souvent la paralysie. Mais la congestion sanguine apporte souvent d'autres troubles. Contrairement à la torpeur, ce sont les convulsions, le délire, qui peuvent éclater soudainement après des affections morales vives, des coups violents portés sur le crâne, des empoisonnements, et comme incidents dans les pestes, les typhus, la fièvre jaune. Les médicaments froids calmants doivent être employés. Après sédation des phénomènes les plus formidables, retour aux boissons acides. Dans les névrites, quel qu'en soit le siége ; dans les plus violentes exacerbations : médicaments froids calmants. Pendant le cours les anodins, les mucilagineux.

MALADIE INFLAMMATOIRE DES ORGANES DES SENS.

Nul doute qu'une nuance bien légère ne sépare les divers aspects sous lesquels la douleur se montre à nos sens, et que le mouvement morbide tend à confondre. L'exemple en est donné par nos États morbides, qui, quoique figurant ce que les plus doctes ont formulé sous diverses appellations, et que les malades invoquent pour expliquer les modes les plus tranchés de la souffrance, permutent leur essence, se compliquent et confondent des règles positives. Mais si nous considérons que l'alliance des principes établit plutôt leur affinité que leur identité, nous n'hésiterons pas à entreprendre l'histoire des maladies des organes des sens, où malgré l'isolement ou l'association de l'irritation, de l'inflammation et de l'humeur, quelques traits plus saillants établiront l'indication ; à moins que leur fusion complète, que viendraient compliquer encore des obstacles mécaniques, ne militât pour un traitement mixte, et ces derniers pour l'emploi de la chirurgie. Quant à ceux-ci, des cinq sens qui nous gardent, l'odorat, le goût, le toucher y sont peu accessibles, puisque leur adhésion à l'économie entière répond de l'intégrité mutuelle : quand les sens de l'ouïe, de la vue, en éprouvent les plus grands désordres et offrent aussi une prise plus facile aux États morbides que nous répétions naguères. Mais les premiers ont déjà vu leur histoire dans les affections de la sensibilité olfactive : lors des désordres de l'état vasculaire dans l'apoplexie de la langue, de son développement dans les dénudations effectuées par un calorique excédant, les destructions du derme ou les déchirures de cette membrane.

OUIE.

Le sens de l'audition peut être trompé comme nos autres sens par un trouble intérieur qui lui fait percevoir quelque chose à la place du néant, autre chose que ce qui est, et le néant quand il y a quelque chose. Tout cela peut apparaître sans que la médecine et la chirurgie puissent être invoquées avec espoir, car celle-ci n'est appelé à donner un secours efficace que lors d'obstacles mécaniques à la pénétration des sons, et la première que dans les saillies humorales, qui seront traitées en leur lieu : n'ayant à nous occuper en ce moment que de la douleur exaltée et de l'inflammation aiguë de l'appareil intérieur et extérieur. Celui-ci, espèce de conque acoustique, peut offrir tous les éléments de l'inflammation aiguë : chaleur, rougeur, gonflement, douleur, très perceptibles dans un organe externe, et où conséquemment le diagnostic local ne peut faillir ; mais l'indication sera subordonnée aux causes violentes qui ont excité l'inflammation : ainsi, suivant les principes de la gale, des dartres, de la vérole, de la lèpre, on opposera à cette manifestation les remèdes généraux que comportent ces divers génies.

OTITE.

Comme beaucoup d'inflammations circonscrites, l'otite entraîne une perturbation assez violente pour exiger un traitement local, mais sans négliger les remèdes généraux. On la reconnaît à une douleur incessante dans l'intérieur de l'oreille, aux battements qui l'accompagnent et s'étendent dans l'encéphale, à la dureté, à la violence du pouls, conséquemment à la fièvre et au délire si vous ne hâtez les secours. Ici l'indication est mixte pour les tisanes mucilagineuses et acides, les unes pour calmer la douleur, les autres pour combattre l'encéphalite qui pourrait se développer. On choisit alors les tisanes d'orge, de pariétaire, chicorée, réglisse. Lorsque la douleur cède, on emploie les boissons acidules de limon, d'oranges, de verjus ; et cette dernière acception ne serait point résiliable dans le cas d'abcession, comme il arrive le plus souvent dans les otites intenses. Mais la maladie est déjà terminée ; car là se borne sa puissance. L'essentiel est de lui opposer des remèdes prompts, parmi lesquels se trouvent les potions que nous venons d'indiquer.

VISION.

Malgré les avantages qu'offre à une époque si controversée l'appréciation des services que peuvent rendre des méthodes particulières, le nombre des secours nécessaires pour opposer aux maladies d'une organisation si multiple que celle de la vision jette dans un grand embarras le thérapeutiste qui veut se borner à l'explication de ceux qu'entraîne la méthode dont il traite.

Car, dans les maladies rangées à l'État vasculaire, l'exophthalmie dépendante d'une suffusion sanguine cérébrale ou d'une plaie contuse sera traitée par les anodins, les froids, les acides, suivant l'état de douleur, de phlegmasie, d'engorgement vasculaire. Mais souvent, pour conjurer le premier, le plus terrible phénomène, l'art imite ce que les accidents mécaniques peuvent déterminer de plus grave, le *rexis*, c'est-à-dire que, dans les maladies appelées par les anciens *œil-de-bœuf*, la chirurgie conseille la section des membranes qui composent le globe oculaire pour en vider les humeurs. Un précepte d'une si haute gravité vaut bien d'être rapporté dans une méthode discrète, quand cela ne servirait qu'à faire connaître la mesure du pouvoir dans cette dernière et éviter le danger qu'entraînerait l'observance trop fidèle des préceptes qui indiquent soit les acides, les froids ou les anodins, et que, faute de ce conseil étranger, on en supposerait l'emploi devoir résilier tout danger. Ce que nous voyons pour l'organe principal se rencontre aussi dans la maladie des organes qui complètent l'appareil : ainsi, dans l'abcession du sac lacrymal faisant saillie au grand canthus, la lame du bistouri, qui pénètre dans l'intérieur du sac par la conjonctive et derrière la paupière inférieure, empêche la fistule lacrymale, accident que ne peuvent prévenir que de fort loin les potions anodines, mucilagineuses, vulnéraires, adressées au travail abcessif. D'autre part, quelle n'est pas l'utilité de ces mêmes boissons insuffisantes, mais si convenables pour assister le fer du chirurgien dans l'opération de la cataracte, où la diète longtemps continuée, les boissons rafraîchissantes d'orge, de fruits des rosacées, des bouillons au veau et herbes condimentaires ratifient ce que l'aiguille a établi. C'est grâce encore à ces dernières, ainsi qu'aux épithèmes glacés, et plus tard à l'émission sanguine, qu'on doit l'heur de préserver de la mort dans cet accident affreux, la *synchisis*, dont nous parlions naguères, et que détermine si souvent la pointe émoussée d'un fleuret. Ce serait avec moins d'insistance et d'étendue qu'on administrerait les boissons mucilagineuses et acides dans les diverses affections phlegmasiques de la conjonctive, des paupières, dans le cas de furoncles développés sur ces parties et dans les inflammations des diverses sections de l'appareil lacrymal, puisqu'ici l'émission sanguine vient corroborer leur puissance.

APPAREIL DU MOUVEMENT.

PARALYSIE.

Avant que de décrire les formes inflammatoires que peuvent affecter les organes du mouvement, il faut aussi connaître les obstacles à ce mouvement, qui peuvent dépendre de l'affection d'un organe éloigné, comme nous l'avons fait pressentir à l'État nerveux en parlant du *Delirium tremens;* et comme nous l'avons davantage indiqué en parlant des résultats de l'apoplexie, au nombre desquels la paralysie est placée en premier lieu, nous avons vu comme une suffusion sanguine, une collection aqueuse, enfin quelque chose qui comprime l'encéphale ou détruit son intégrité pouvait intéresser les conducteurs de sa puissance pour la sensibilité et la motilité. Les nerfs, ne recevant plus cet influx d'animation, privent les organes des sens où ils se rendent de leur perception, et les muscles où ils se distribuent de leur mouvement. Les portions du cerveau, les diverses sections de la moelle de l'épine, apportent des différences dans la paralysie comme elles en retracent dans leur continuité. Les lésions de la cinquième paire altèrent la voix, celles des paires antérieures cervicales le mouvement du thorax, répondant au plexus, annihilent l'action du bras : quand les lésions des parties inférieures de l'épine amènent les défécations involontaires et la paraplégie. Les remèdes potionnels attribués à la cause ne seront que nécessaires dans l'effet. Les sucs acides étendus d'eau, les infusions vulnéraires, l'arôme des plantes labiées fixé dans les eaux spiritueuses, seront de la plus grande utilité et aideront les autres remèdes.

OS. — OSSITE.

Les os sont comme les autres tissus blancs susceptibles de l'inflammation à longues périodes, et cette longanimité est elle-même cause de danger. Les chocs qu'ils peuvent recevoir des corps matériels sont les éléments de ce travail morbide. Comme en général leurs maladies sous forme aiguë traversent leurs phases sans faire connaître autre chose qu'une sensibilité inaccoutumée, un sentiment de faiblesse ou de disposition à se briser : ces phénomènes n'arrêtent pas la plupart des malades. Il faut que la violence soit allée jusqu'à déterminer une solution de continuité qui détruise l'intégrité du mécanisme dans ces leviers, ainsi les fractures transverses à l'axe de l'os qui établissent une articulation au milieu de la diaphyse; car pour celles qui s'effectuent suivant l'axe de l'os, fractures en long, cas où on leur appliquerait les moyens contentifs de la chirurgie qui résoudraient aussi l'ossite, si un diagnostic tactile pouvant être établi : il survient des caries, des nécroses plus ou moins étendues. Faute de signes sensibles on peut toujours, avec la juste appréhension qu'on doit avoir de ces graves accidents, la reconnaître, après une violence effectuée sur la continuité de l'os, au sentiment d'engourdissement, au gonflement du membre, à la sention profonde d'une altération du tissu de l'os comme résidant dans la moelle, une appréhension à se servir du membre, et surtout à lui livrer la pesanteur du corps. Avec le repos au lit et les épithèmes ordonnés, les remèdes potionnels se trouvent dans les infusions vulnéraires formulées avec les simples qui composent le faltranck.

ARTICULATIONS.

ARTHRITE.

Les maladies inflammatoires qui peuvent affecter ces appareils doivent être traitées par les potions mucilagineuses, anodines, bues chaudes et édulcorées avec les sirops de buglose, bourrache.

TUMEURS BLANCHES.

La douleur amenée par une cause quelconque dans une articulation peut y développer des accidents si énormes, qu'il est bon de suivre la hiérarchie thérapeutique la plus régulière. Supposant le cas d'une chûte sur le genou, les premiers secours potionnels sont dans les alexitères : les eaux de mélisse des Carmes, l'eau de Cologne, dont on verse quelques gouttes ou une cuillerée à café dans l'eau pure; plus, des infusions de fleurs de tilleul, de feuilles d'oranger, de vulnéraires, chaudes. Immédiatement après cet emploi : opposer les médicaments froids, les décoctions de racine de *Nymphea alba.* Ensuite les décoctions mucilagineuses de graine de lin, de racine de guimauve, de tiges de bouillon-blanc, bues dans l'exaspération de la phlegmasie, c'est-à-dire dans l'imminence du gonflement, où l'on devrait même employer la potion précipitée; et revenir à la potion ordinaire de ces décoctions lorsqu'il aurait baissé, et continuer ainsi jusqu'à ce qu'il n'y ait souffrance aucune, pas même dans le mouvement.

MUSCLES; MYOTITES.

Le tissu musculaire éminemment sanguin voit l'inflammation se développer d'une manière aussi éclatante à l'occasion de contusions, de déchirures, de piqûres. Le symptôme le plus apparent est le gonflement. Les plaies d'armes à feu qui percent les muscles de part en part déterminent une tension considérable dans le membre frappé, par le gonflement simultané des chairs, qui, maintenues d'une manière invariable dans l'aponévrose externe qui les environne, pourrait amener la gangrène de la partie si la chirurgie n'ordonnait les débridements, c'est-à-dire l'incision plus ou moins étendue de l'aponévrose antibrachiale aux plaies de l'avant-bras, de la crurale, pour celles de la jambe, et de la fémorale, pour les blessures pénétrantes de la cuisse. Pendant que la chirurgie opère, il faut que l'imbibition des infusions calmantes de feuilles d'oranger, de fleurs de tilleul, de vulnéraires, vienne aider à calmer l'orgasme vasculaire.

RHUMATISME AIGU.

Ici la douleur vient remplacer le gonflement dans ce genre d'inflammation résultant soit d'un refroidissement humide, de l'abus des liqueurs fortes, d'efforts violents ou de tous ces mobiles réunis établissant leur influence sur une portion de l'appareil musculaire : dans les épaules, au cou, dans les muscles trapèze, sterno-mastoïdiens. Si le traitement l'en chasse, il peut se jeter sur une autre portion, dans le muscle deltoïde, pour en être chassé encore et revenir soit à sa première place ou se fixer dans un autre système. Cette maladie inflammatoire veut le traitement par les mucilagineux, la graine de lin, le fénugrec, la linaire, les graines de *Psyllium.* Leur décoction dans l'eau bue en abondance apportera sédation.

GOUTTE AIGUE.

Les mêmes douleurs que nous avons vues formulées dans les articulations, lors des premiers accidents qui peuvent amener les tumeurs blanches, peuvent apparaître sous l'influence de la goutte et prendre le ton aigu. On reconnaîtra ce mobile aux signes suivants : le malade ne rapportera point à aucun accident de choc ni de chûte la douleur articulaire qu'il éprouve ; peut-être se ressouviendra-t-il de refroidissements, d'excès de table, de pareilles douleurs ressenties naguères, les premières ayant débuté à l'articulation du gros orteil avec le premier os du métatarse, ou, ce qui est plus rare, dans une grande articulation : auquel cas il y aura encore absence de chocs violents, de blessures qui puissent amener la douleur dans la partie ; mais le malade, qui d'ordinaire est dans l'âge de retour, reporte à ses ascendants la maladie dont il est affecté. Cette affection, comme toute phlegmasie douloureuse, appelle le traitement par les mucilagineux, les anodins et les antispasmodiques.

FIÈVRES.

Plusieurs systèmes ont surgi en médecine, et, s'ils ont ébranlé les croyances antiques dans des faits bien naturels et qui chaque jour s'offrent à la vue, ils n'ont pu détruire le sentiment d'appréciation qui existe chez tous les hommes; et les médecins ont toujours été frappés de ce triple caractère que leur offre l'ensemble des maladies : c'est-à-dire que l'appareil symptomatique peut déceler un foyer principal, péripneumonie; une universalité d'affections tendant à une crise localisée, fièvre sporadique; une influence universelle dont le mobile appartiendrait à un virus quelconque développé soudainement, peste; développé par suite de contagion ou de ferments antérieurs, variole. Ainsi, les théories tendant à localiser les fièvres manquent par le siége fixe qu'elles leur assignent; car il n'y a pas une fièvre symptomatique ou essentielle qui réside principalement dans l'appareil digestif. Les désordres rencontrés affectent aussi bien les poumons, les plèvres, le cœur et son enveloppe, les veines afférentes et les troncs artériels principaux, le système nerveux, etc. Quant aux fièvres essentielles, elles paraissent douées d'une vie séparée; car les phénomènes qu'elles développent et qu'on a voulu assimiler à ceux des gastro-entérites en sont séparés à ce point que, lorsqu'on a voulu appliquer à ce genre de phlegmasies qui les accompagne toujours le traitement qui leur convient seul, on est parvenu tout au plus à modérer instantanément sa puissance. Mais un autre pouvoir l'oblige à se montrer sous une forme plus discrète, et le ravage incessamment marche souvent jusqu'à la mort. Arrêtons-nous donc à la méthode d'observation pour l'étude des fièvres aussi bien que des phlegmasies, et c'est aussi la meilleure marche pour leur traitement.

THÉRAPEUTIQUE.

Prenant donc le symptôme pour base, sa durée minime établira le premier degré. La fièvre éphémère montrera la symptomatologie la plus simple : un sentiment de chaleur concentrée dans les centres nerveux, de l'agitation, quelque ardeur dans le pouls, suppression momentanée des urines, de la sueur, quelquefois légère céphalalgie sus-orbitaire. *Indication :* infusion de fleurs pectorales, vulnéraires; tisane de chiendent, feuille d'oranger.

Mais sa durée plus longanime et son alliance avec une démonstration humorale, la bile, donne la fièvre bilieuse et aussi plus de chaleur et de douleur encéphalique ; quelquefois des rejets de cette humeur par haut et par bas. Quand les glaires, moins sujettes aux rejets spontanés qu'à des évacuations lentes et continues du canal, amènent une chaleur concentrée et constante, l'affaissement du corps, les douleurs dans les membres, tout le cortége des fièvres muqueuses.

On a donc adressé dans ces fièvres des tisanes relatives à l'influence humorale : les acides dans les affections bilieuses et les tisanes rafraîchissantes et amères dans les muqueuses. Une troisième démarcation très essentielle est celle que le danger apporte dans les fièvres putrides, malignes, pestilentielles, dont le cours longanime de trois à six septénaires réclame sur la fin du traitement des boissons où entrent des condiments nutritifs et agréables. Dans ces cas le phénomène de la putridité qu'on a cru remarquer n'est d'aucune indifférence, puisqu'il met sur la voie des boissons légèrement acidules; les symptômes de malignité : la recherche d'agrégats plus en rapport avec la symptomatologie locale.

Les boissons préparées par la décoction des graminées, de leur farine panifiée; la décoction blanche de sydenham, l'alliance des graines céréales bouillies avec les fruits des rosacées arborescentes édulcorées par le miel, le sucre, les sirops variés, et les principes d'excitement que peuvent leur communiquer les huiles essentielles des fleurs des labiées, le néroli, la cannelle, viennent remplir l'indication.

Un autre principe indicateur et si souvent inhérent à la nature de la fièvre qu'on lui laisse son nom, c'est l'*intermittence*, qui par ses formes variées a apporté plus de différences que la durée, la saillie humorale et le danger. En effet, le retour de l'accès peut être irrégulier, ou son intermittence bien réglée s'espace d'un plus ou moins grand nombre de jours. On appelle *type* le mode de durée; *tierce* lorsque la fièvre revient le troisième jour; *quarte* lorsqu'elle se montre le quatrième, et c'est une forme qui fut très redoutée. L'intervalle qui sépare l'accès peut ne pas être tout-à-fait apyrétique; alors la recrudescence n'est qu'une exacerbation de fièvre continue qui peut s'allier avec un génie intermittent, lequel établira des paroxismes plus ou moins réguliers : c'est la fièvre subintrante. Si le retour pyrétique est d'une force inégale et se partage en un plus fort, l'autre moins, comme dans les types tierces, c'est la fièvre hémitritée. Enfin, comme dans les fièvres continues, le danger vient aussi réclamer une place. Tous les médecins connaissent la fièvre intermittente pernicieuse et le remède employé; mais comme le quinquina et ses préparations ne se donnent qu'à des temps prescrits, on fera bien d'opposer à la recrudescence de ses accès et de ceux plus ou moins nombreux dont se composent les fièvres intermittentes l'infusion de petite centaurée; variant du reste les tisanes suivant le genre ou l'indication que peuvent apporter l'irritation, l'état sanguin ou la saillie humorale.

Je sais bien que beaucoup de livres très famés renferment un plus grand nombre de fièvres; mais comme celles qui forment l'augment dans ces nomenclatures ne tirent leur essence que des symptômes particuliers, comme peuvent en offrir toutes les maladies locales, et que ces dernières même ou seulement des phénomènes remarqués dans leur cours ou à leur terminaison servent d'éléments taxonomiques, nous n'admettons pas ce système d'où il résulterait une classification inverse à celle que voulait établir Broussais, qui, remarquant la fièvre dans l'universalité des maladies, la bannissait comme essentielle, quand ceux-là, rajustant dans le cadre nosologique les maladies organiques à la suite des pyrexies, leur enlevaient nécessairement leur valeur ontologique. Ainsi, la fièvre ne devenant plus qu'un symptôme, c'est à la maladie principale qu'il faut adresser la potion, comme nous l'avons indiqué dans les affections du système vasculaire.

FIÈVRES ÉRUPTIVES.

Entre ceux qui établissent qu'un désordre primitif règne dans les viscères, et par les symptômes organiques nous déroule le tableau des fièvres, et d'autres qui pensent qu'un principe vague agissant privativement parvient peu à peu à produire les désordres dont nous sommes témoins à l'ouverture des corps, se trouve la vérité. Elle est vive de clarté dans les fièvres exanthématiques, depuis le feu volage et le furoncle jusqu'à la variole et au charbon; car quel désordre plus grand, si ce n'est le sphacèle qui emporte des membres entiers, que les eschares énormes qu'emportent le charbon et les dix mille abcès qui composent une petite vérole?

Cependant, sans trouble extrême, les malades pourront arriver à bon terme.

Les lésions essentielles sur lesquelles on se fonde pour établir la priorité du ravage viscéral ou de l'entité fébrile ne peuvent être données en preuve ici ; car il y a fièvre et désordre organique, et l'un et l'autre ont marché de pair. Il y a pourtant un moteur puissant, invisible qui bouleverse les lois de l'économie pour y faire trôner le mal ; mais nous pouvons le prévoir, noter son invasion et le surprendre dans sa marche. Qu'est-ce que la contagion, si ce n'est ce principe plus dégagé et subtil dont encore on a voulu nier la puissance pour en détruire l'entité? Qu'il naisse de ferments multiples, opposés, qu'aux perturbations morales se joignent des peines corporelles : la pénurie, la disette, vous verrez surgir des maladies en grand nombre, des gastro-entérites, des céphalites, des érésypèles ; vous reconnaîtrez des désordres viscéraux caractéristiques dans les autopsies. Mais remarquez bien que sans ces moyens excitateurs il n'y avait ni gastrite ni entérite ; et voulez-vous répandre encore et donner de la durée à cette série de maux déjà trop étendue, il apparaîtra un autre genre non moins fécond : c'est la contagion, qui meurt quelquefois avec ses victimes, mais aussi traverse les siècles, incertaine du nombre et de la qualité des êtres vivants qu'elle attaque, mais toujours sûre d'en immoler.

VARIOLE.

La voilà, elle pénètre les voies aériennes d'un jeune enfant qui respire l'haleine d'un petit camarade que la variole vient de quitter. Nul trouble, nul indice, l'enfant joue, mange et dort. Mais il vient un jour où la chaleur s'exalte, le mal de tête survient, la fièvre le force à rester couché ; la faim a passé, il ne connaît plus que le malaise ; enfin des boutons surviennent, petits, rouges, ils grossissent ; un travail de suppuration s'établit, et les téguments sont couverts d'une multitude d'abcès dont l'humeur se concentre par la chaleur incessante ; ils forment des croûtes qui s'enlèvent, laissant une peau cuivrée pendant quelques septénaires, et souvent des traces ineffaçables de leur passage. Opposons-lui donc à l'avance un antidote certain ; sa puissance est bornée, sa malice à but. En vain les germes putrides se renouvelleront semés par l'agent redoutable qui les produit; il n'y aura point de chaleur dans les entrailles, point de travail de suppuration à la peau. Ayez pour les fièvres essentielles, les gastro-entérites, un antidote aussi puissant que la vaccine, et vous resterez convaincu que, puisqu'il existe un moteur morbide, il ne faut pas le chercher dans l'influence vague des fièvres ou le désordre consécutif de vos viscères. A l'antidote que nous révélons, les boissons de chiendent, de bourrache, miellées, suffisent; mais pour la variole les décoctions de graine de lin, chicorée, lentilles, unies ou séparées, suivant la période de la maladie.

SCARLATINE.

Dépendant du même principe, mais plus réservée dans ses attaques, elle ne sévit que temporairement par des épidémies meurtrières où les enfants et les adultes sont attaqués. On la reconnaît à la rougeur vive et universelle dont elle couvre les téguments, mais dont elle épaissit aussi la texture; elle s'accompagne d'une fièvre vive, souvent de délire. Des bronchites, des laryngites l'accompagnent, mais ne font que rarement dériver l'inflammation cutanée, qui est une des plus rebelles au traitement. Ici les remèdes potionnels ne doivent point faillir; et, si l'on rejette comme dans les autres fièvres exanthématiques tout remède froid rafraîchissant, on se trouvera bien des mucilagineux, des pampres amers et de leur alliance avec les fruits des rosacées.

ROUGEOLE.

Secondaire dans sa puissance mais non pas dans son universalité, car elle est presque aussi fréquente que la variole. Ses attaques ont lieu dans le bas âge et se répètent sous les influences épidémiques jusqu'à trois fois. Sa rougeur est moins étendue, bien plus légère, sinon dans l'invasion où la peau est comme diaprée; elle parcourt ses périodes avec beaucoup moins de trouble et a besoin d'être soutenue, pour arriver à la saillie boutonneuse que suit la desquammation, de tisanes d'abord mucilagineuses où entrent des herbes amères, de jeunes pousses de bourrache; car le danger n'est pas dans la maladie principale, mais dans l'irritation bronchique laryngée et gastrique, qui souvent change la scène par sa prédominance, et se perpétue bien au-delà du terme assigné (neuf jours).

PEMPHIGUS.

Fièvre éruptive caractérisée par des phlyctènes larges, remplies d'une sérosité limpide dont le nombre et l'universalité varient suivant la forme du virus qui la met en saillie, mais facile dans son cours et n'amenant qu'une dépuration salutaire par les vésicules limpides qui se concrètent, noircissent et se détachent.

· VARICÈLE.

Se présentant plus fréquemment que la dernière et attaquant particulièrement les enfants, elle se formule par de petites vésicules limpides dont la sérosité se concrète, noircit et tombe. Ces deux fièvres veulent être traitées par des tisanes légèrement mucilagineuses, où des pampres amers avec une pincée de fleurs de sureau et quelques feuilles de bourrache entrent très bien dans leur composition.

SUETTE.

Dans la série des maladies où le symptôme principal réside dans l'appareil tégumentaire, se range la suette, qui consiste dans une sueur universelle abondante et continue. Ses apparitions ont lieu sous l'influence pestilentielle; c'est en indiquer le danger. La résolution des forces qu'elle amène demande le vin chaud, cannelle, et sucre.

MALADIES CIRCONSCRITES DE LA PEAU.

ÉRÉSYPÈLE.

Image de l'inflammation, dont deux termes sont souvent cachés, lorsqu'elle réside ailleurs que dans cette enveloppe. La rougeur, la chaleur naissent, se perpétuent, s'accompagnent du gonflement qui nécessite une tension douloureuse. Ses causes peuvent être nombreuses; sa durée est limitée dans l'espace de neuf jours. Son traitement consiste dans les tisanes mucilagineuses herbacées amères, quelquefois l'eau de sureau; et, lorsque l'exaltation vasculaire a lieu, les boissons acidules bues chaudes. Si elle se terminait par abcès ou gangrène, la limonade vineuse serait ordonnée.

FURONCLES, CLOUS.

Naissant aussi de causes diverses, d'embarras gastrique, de virus répercutés ou qui fermentent, ils consistent dans des boutons plus ou moins nombreux ou puissants qui détruisent dans un travail abcessif la profondeur de la peau, et se terminent par la séparation d'une eschare qui donne issue au pus, et qu'on nomme *bourbillon*. Les tisanes de racine de patience, de chicorée, de bardane, les pampres de scabieuse, fumeterre, chicorée. sont indiquées dans cette maladie.

ANTHRAX.

C'est le clou agrandi avec complication de gangrène qui frappe la peau dans une étendue assez illimitée. L'eschare qui en résulte laisse souvent à découvert les muscles et leurs aponévroses. La limonade vineuse, le vin et la cannelle sont tour à tour employés suivant l'exacerbation du mal ou l'atonie.

PUSTULE MALIGNE.

Inflammation gangréneuse apparaissant sous l'influence pestilentielle ou par contagion. Dire les opinions diverses des praticiens dans son traitement, c'est accuser son danger. J'ai entendu le professeur Marjolin, ayant parfaitement décrit cette maladie, rapporter les opinions thérapeutiques, les débattre, et avoir la modestie de ne point conclure en faveur de l'une d'elles. Si l'on était bien pénétré des caractères qui indiquent dans l'inflammation l'exaltation de la douleur, la plasticité du sang et l'atonie dont elle frappe l'organisme, on emploirait dans le premier cas les anodins mucilagineux; dans le second, les acidules, et dans le troisième la limonade vineuse, suivie de l'usage du vin chaud, cannelle et sucre.

MÉTHODE D'IMBIBITION.

ÉTAT HUMORAL.

Quoi que ce soit l'humeur qui joue le rôle principal dans les scènes morbides que nous allons exposer, on ne la saisit pas toujours aux caractères généraux, fugitifs, que nous avons tracés pour s'en assurer : *pâleur des surfaces tégumentaires et muqueuses, et souvent rougeur de ces dernières.* C'est à la longanimité de la douleur qu'on juge de ce règne morbide ; aussi l'a-t-on appelé chronique. Cependant, les issues des émonctoires ordinaires et dans un état d'impureté palpable, la sanie qui baigne les surfaces et les excorie ; les vomiques que l'on expulse, les réservoirs purulents qui s'échappent du canal intestinal peuvent donner une preuve certaine de l'influence maladive. Est-il nécessaire de rappeler que ces maladies offrent, quant aux phénomènes généraux, une identité parfaite avec ceux où l'humeur est retenue : qu'elle s'amoncelle et gonfle les cavités par des épanchements aqueux ou grossisse les condyles des os et leurs cartilages, augmente leur épaisseur ou celui de la diaphyse ; si elle ne les change en une chair étrange ou les rende fragiles, renversant ainsi les lois de formation dans les espèces qui peuplent ce globe. Si cette identité ne se démontre pas suffisamment, voyez les mobiles virulents qui en sont cause, ils vous répondront par l'histoire de leurs résultats divers : caries, exostoses, sphacèles ou hypertrophies; ulcères, écoulements, déperditions de substances. Nous tromperions-nous avec l'auteur du *strictum*, qui y comprenait l'hydropisie? Dans les évacuations abondantes d'urine qui la jugent quelquefois, le *laxum* ne serait donc plus une maladie. Mais cette rétention apparente de l'humeur n'est qu'une forme qu'il faut se garder d'invoquer pour en induire d'autres modes thérapeutiques. Ce n'est pas que l'imbibition s'y trouvât privée d'un grand secours : en rapport avec des maux aussi cruels, elle a beau invoquer ses plantes les plus sauvages, celles que le terroir ameubli par les décombres des villes alimente de corps et de sels puissants : synanthérées, crucifères, euphorbiacées, labiées, solanées, urticées, polygonées, lychnis. Ici vains remèdes. Mais leur impuissance peut ne pas être totale; aussi partageons-nous les simples suivant les mobiles de l'État humoral, qui sont les *virus;* dont plusieurs, après avoir sévi sous la forme hyperaiguë, fièvre exanthématique, se transmettent encore par les couloirs de l'organisme vers l'un de ses points, vulgairement *dépôts;* d'autres, dont la naissance quoique obscure, peuvent se révéler d'une manière funeste : lèpre, maladies vénériennes, gale, scrofules. Quelques-uns ne se manifestent que sous certaines influences et y bornent ordinairement leur cours : le scorbut. Enfin, comme toute douleur mal éteinte peut produire âcreté, on voit souvent des phlegmasies chroniques et des incapacités fonctionnelles résultant d'une inflammation mal traitée ou d'un désordre mécanique : la gastrite, les prolapsus utérins. Ces dernières causes seront examinées en suivant les séries organiques. Reste l'histoire des *virus*, dans lesquels sont comprises, comme on vient de le voir, les fièvres exanthématiques; mais ce point de leur étude vaut bien que nous les rappellions dans notre cadre.

Histoire des Virus.

Mobile contraire à la vie, variant les attaques qu'il fait sur nos organes d'après son essence particulière, conséquemment multiple; mais dont plusieurs physionomies essentielles sont déjà connues, puisqu'elles paraissent en rapport avec les aspects les plus tranchés de notre économie à l'état aigu ou chronique; susceptible de modification, ou incurable. Pour l'enveloppe externe : la variole, le cowpox, la scarlatine, la rougeole, la varicelle; la varioloïde, le pemphigus, la teigne, la gale, les clous, l'érésypèle, l'anthrax, la pustule maligne, la lèpre. Pour les ouvertures des membranes muqueuses et les vaisseaux et ganglions lymphatiques : la syphilis, les scrophules. Pour le tissu cellulaire sous-jacent : l'éléphantiasis et le mal des Barbades. Pour tous les tissus adéneux : le cancer. Système vasculaire veineux : le scorbut. Après cette origine particulière, les virus peuvent s'étendre dans tous les systèmes, où ils se rencontrent quelquefois. Mais ils éprouvent le plus souvent des métamorphoses : les virus psoriques vénériens, en s'épanouissant à la peau sous forme de dartres, forment un virus de seconde extraction qui a une propriété évidente à se porter ensuite sur les membranes muqueuses et y développer des maladies aiguës, chroniques, contre lesquelles les praticiens se tiennent en garde. Dans une migration vers un appareil étranger, les organes passifs de la locomotion, les os, le virus vénérien peut non seulement faire varier la vitalité : caries, exostoses, mais en opérer la métamorphose : le spina-bifida, l'osteo-sarcôme, maladies des os dont l'une les gonfle énormément et l'autre les ramollit ou les rend fragiles. On conçoit que les douleurs épouvantables qui peuvent naître de la fixation de ces principes morbides sur quelques points de notre économie la frappent quelquefois d'une mort partielle, de pourriture : la gangrène, la nécrose, le sphacèle en sont les tristes preuves; mais ils font encore varier la sensibilité et la motilité de mille manières, qui peuvent retracer pendant leur cours les états nerveux, vasculaire, reproduire enfin toute la pathologie. Avant de les voir émigrer et se cacher dans l'organisme, il est utile, pour les reconnaître avec quelque facilité, d'étudier leur essence et les premières attaques qu'ils font sur nos tissus.

VARIOLE.

Cet exanthème, apporté en Europe par les Arabes en 732, s'est répandu depuis sur toute la terre d'une manière endémique avec des recrudescences pour le nombre et la violence de ses attaques, qui a fait ingénier, contre son apparition spontanée, le développement d'une autre maladie contagieuse pour en borner les ravages. Elle débute par des vomissements, fièvre, malaise, quelquefois des convulsions; le second ou le troisième jour, on voit apparaître à la surface de la peau du visage, au dos, aux mains, de petits boutons rouges qui s'étendent au reste du corps, grossissent pendant cinq à six jours, se remplissent de pus, et laissent voir une dépression à leur centre et un point quelquefois brunâtre. Ces boutons, quelquefois nombreux, grossissent parfois d'une manière assez considérable pour communiquer plusieurs ensemble. Lorsque ce phénomène a lieu, le nom de *confluente* est donné à la maladie. Tout ce travail abcessif s'accompagne de fièvre vive, rarement de soif, de céphalalgie. La peau enfle sur toute la périphérie du corps et cause au malade un malaise très grand; les ouvertures des membranes muqueuses qui tapissent les organes des sens sont obstruées. C'est à peine si la bouche permet la respiration, tandis que l'intérieur est parsemé d'aphtes qui se dissipent quand l'exanthème purulent parcourt ses périodes avec ordre jusqu'à la desquammation, mais dans le cas contraire qui s'exulcèrent et donnent à l'irritation des muqueuses le ton des phlegmasies perforantes : d'où symptômes de fièvres graves, convulsions, etc. Si le cours de cette maladie a été changé par quelque contention morale, refroidissement, défaut de soins, et que la mort n'en résulte point, on voit au moins un travail phlegmasique se développer sur un point quelconque, aboutir à abcès et compromettre les organes des sens et du mouvement. Aussi bien cette longanimité dans l'action du virus lui donne droit de domicile dans l'économie, et il peut se formuler en ophthalmie purulente, aurite.

COWPOX.

Le virus qu'on lui oppose comme contre-poison agit suivant ces termes : Si la quantité de boutons et l'essence du virus vaccinal se trouvent en raison directe de la puissance du virus variolique, il y aura neutralisation complète. Il en résultera une taille plus svelte, le teint de la peau plus beau, et les traits du visage resteront dans leur beauté native. En cas d'insuffisance, la variole renaîtra dans un âge où les chances de succès sont moins nombreuses, mais aussi avec moins d'intensité. Le nom de *varioloïde* a été donné dans le cas où l'irruption est bornée par l'influence vaccinale, qui n'en laisse apparaître qu'une variété. S'il y a surabondance dans l'imprégnation du cowpox, les mêmes accidents que nous avons vus naître après la variole mal traitée peuvent se présenter : ophthalmies rebelles, boutons constitutionnels ; ou la vaccine peut apporter avec elle des virus étrangers de syphilis, de gale, et le moindre mal qui puisse résulter est que l'influence du cowpox soit assez puissante pour empêcher l'évolution de la petite vérole, à qui la pratique accorde dans beaucoup de cas le pouvoir de les éliminer tous.

SCARLATINE.

Cette maladie éruptive s'est présentée souvent sous la forme d'épidémie très meurtrière. L'inoculation qu'on en a tentée n'a point eu les résultats qu'on s'en promettait. Elle débute par un frisson plus ou moins long, vomissements, fièvre vive, langue rouge ; bientôt la surface du corps se colore d'une teinte écarlate plus ou moins foncée ; il y a peu de gonflement, mais la chaleur est intolérable, la fièvre ardente, et la soif inconstante. Sa décroissance n'est pas régulière ; mais elle ne dépasse jamais le neuvième jour en éruption primitive et continue. Elle s'accompagne de desquammation dans la convalescence franche ; sinon des engorgements adéneux marquent sa persistance.

ROUGEOLE.

Se confondant souvent avec la première, mais facilement reconnaissable à l'ophthalmie, à l'angine gutturale dont elle s'accompagne et dont elle est quelquefois précédée. Son éruption est caractérisée par de petits boutons non acuminés, rougeâtres, qui s'étendent et rougissent plus ou moins la peau. Elle est quelquefois éphémère, dure trois jours, ou six ou neuf. Elle peut disparaître et revenir encore : son cours est alors prolongé ; elle se termine par une desquammation dont l'étendue égale l'éruption. Son virus a la plus grande facilité à se fixer sur la muqueuse des voies aériennes dont l'affection a été simultanée, et à amener des croups, des bronchites ; mais les phlegmasies de la muqueuse intestinale sont les moins rares et peuvent revêtir le caractère de dothinentérites.

TEIGNE.

Les sieurs Mahon ont exposé, dans le muséum pathologique de la Faculté, neuf espèces bien distinctes de ce mal, qui comprennent deux gourmes puériles, dont nous donnerons la description lorsque nous traiterons des maladies spéciales du *cuir-chevelu.* Nous nous bornons à noter que la suppression brusque de cet exanthème est une cause fréquente de scrofules et d'arthrites.

GALE; PRURIGO.

Ces deux variétés du genre psora, essentiellement contagieuses, attaquent tous les âges et sont susceptibles, après une durée variable, de revêtir des caractères très différents. Les dartres et les indurations dermiques sont les plus aisées à reconnaître.

CLOUS, FURONCLES.

Boutons contenant un noyau de tissu cellulaire arrivant à puition, érodant la profondeur du derme et se faisant jour à la surface de la peau pour se reproduire nombreusement avec les mêmes phénomènes. Leur disparition subite peut entraîner la métastase sur des organes essentiels.

ÉRÉSYPÈLE.

C'est une inflammation circonscrite de la peau s'accompagnant souvent de phlyctènes, de croûtes et de desquammation ; mais quelquefois de phlegmon, d'abcès et de gangrène. Sa suppression entraîne les plus grandes maladies : encéphalites, migraines, otites.

ANTHRAX.

Se proposant à la surface tégumentaire avec les caractères agrandis du furoncle, mais s'accompagnant d'une douleur violente, d'une tension considérable, coloration brune et noirâtre de la partie, et se terminant par l'exulcération gangréneuse.

PUSTULE MALIGNE.

Prototype exalté des inflammations cutanées gangréneuses, son développement a lieu sous des influences opposées et règne quelquefois épidémiquement. On craint bien moins dans cette maladie la déviation de son virus que ses effets immédiats, contre lesquels les praticiens les plus célèbres ne dirigent pas les mêmes moyens médicateurs.

SYPHILIS.

Apparaissant après un contact impur aux organes de la génération sous la forme d'écoulements purulents par l'urètre, dont la durée est bornée de six semaines à six mois, rendant l'émission de l'urine douloureuse et les nuits pénibles; quelquefois se montrant sous forme d'exulcération à la membrane muqueuse qui recouvre le gland ou revêtant la forme d'adénites inguinales ou d'ulcères développés dans la gorge. Le pus qui coule de la verge, des chancres, ou qui gonfle les poulains, peut se porter spontanément ou par écart de régime sur un organe insolite, y développer un mal cruel pour la douleur et les désordres qu'il amène, et dont on éprouve les suites pendant longtemps.

SCROFULES.

Souvent secondaires à la syphilis, aux dartres, par mutation, hérédité; se déclarant aussi dans l'enfance par le séjour dans des lieux malsains, humides, une mauvaise nourriture, un lait étranger; se présentant sous deux formes : l'une bénigne, qui se dissipe avec la puberté, n'altérant que les glandes cervicales et la peau de cette région sous forme de gonflement adéneux et d'ulcération tégumentaire; l'autre qui persévère et attaque inopinément dans l'âge adulte, et ne respecte dans l'économie entière que les cheveux et les ongles; peu susceptible de curation, formulant sa faculté contagieuse en développant dans les sujets affectés faiblement une exaltation énorme de son principe, comme les cous en forme de tours remarqués dans la salle des scrofuleux à l'hôpital Saint-Louis.

DARTRES.

Virus secondaire à la gale, à la syphilis, qu'il reconnaît pour générateurs; mais s'acquérant une existence très indépendante sur nos téguments, où il paraît quelquefois indestructible, car souvent son abandon n'est qu'un échange contre d'autres organes très importants d'où l'on est forcé de le rappeler.

LÈPRE.

Maladie plus anciennement connue en Égypte, répandue par les Sarrasins dans nos contrées méridionales; naissant avec l'homme ou se développant à toutes les époques de sa vie, mais heureusement bannie de l'Europe, et bornant ses ravages dans l'Indoustan, la Syrie et les peuplades nègres dont elle altère la couleur noire, tandis qu'elle brunit les blancs; mais elle donne à la peau plus d'épaisseur et d'insensibilité, elle détruit l'appareil extérieur des sens : gonflant le nez ou l'aplatissant; réduisant la bouche à un trou arrondi et froncé; arrachant les cils, les sourcils; attaquant le cuir-chevelu, le menton, dont il altère la barbe; outrant la grandeur et figure des oreilles; couvrant le corps de boutons et frappant de mortification plusieurs de ses appendices.

SCORBUT.

Attaquant particulièrement les veines dont il altère la cohésion, l'élasticité, surtout aux membranes muqueuses, dont le gonflement est apparent aux gencives, amenant des hémorragies de toutes les issues du corps, à tel point qu'elles épuisent totalement les forces des malades. Il règne épidémiquement à bord des navires, dans les prisons, les hôpitaux, les places investies.

CANCER.

Disposition nouvelle dans l'organisme tendant à une série de phénomènes, tels que douleur, gonflement, induration, perversion du pus en une sanie roussâtre : arrivant à une carnification insolite désordonnée, se livrant à un mouvement putride qui fournit un liquide noir, et se répandant de proche en proche ou à distance dans les ganglions et dans les glandes qu'il veut convertir à sa nature.

LAITS RÉPANDUS. — SUPPRESSION MENSTRUELLE.

Si l'influence du transport d'un exanthème répercuté, du pus d'un ulcère ou d'un cautère ne sont pas mis en doute; si la suppression menstruelle arrivant par degrés et l'économie ayant préparé cette issue (dans les cas ordinaires en chargeant d'une nutrition plus abondante chacun des organes du corps) cause parfois des troubles graves, pourquoi la suppression d'une fonction consistant dans l'élaboration, et la sécrétion abondante d'un suc nutritif pour laquelle l'organisation a fait des réserves d'action et élaboré des matériaux ne serait-elle pas la cause d'une perturbation présente ou future? On a répondu par l'expérience des femmes, chez qui ce travail avortait nécessairement par la perte de leurs enfants. On eut bien mieux fait de répondre par la proposition qui précède, des femmes maigres qui prennent un embonpoint normal lors de l'âge critique; on eut été embarrassé que pour celles qui sont pleines de vigueur. D'ailleurs l'exemple que j'allègue voudrait l'identité, car on sait bien que c'est par une longue suite d'années que les femmes qui supportent bien l'âge critique prennent plus d'embonpoint : sans quoi on connaît les apoplexies, les hémorragies, les cancers utérins pour résultat de sa brièveté. Et d'ailleurs peut-on comparer l'accouchement naturel d'un enfant parfaitement viable, pour lequel tout est disposé en faveur de sa nutrition ultérieure, avec celui d'un mort-né dont la mère, modifiée anormalement, se trouve dans un rapport éloigné avec l'allaitement? Mais dans ce siècle de physiologie expérimentale, pourquoi ne pas demander aux accoucheurs ce qui se passe dans les deux cas d'allaitement ou de suppression? Ils vous diront que dans le premier le sang lochial coule, et que dans l'autre la matière des lochies est mi-partie sanguinolente et lactescente ou purulente, car elle infecte souvent la femme et ceux qui l'entourent; que cet écoulement peut persévérer. Aussi la physiologie pathologique vous explique pourquoi l'utérus ayant animé pour un temps postérieur les organes mammaires, ceux-ci rendent l'excitation pour cette fonction non accomplie à la matrice qui s'en chargera plus ou moins, cas où d'autres organes sont obligés de se mêler à cette crise et de s'en acquitter, comme on sait, par des péritonites, des catarrhes pulmonaires, des dartres, des ulcères à la face, aux jambes.

RHUMATISME.

Maladie développée dans les muscles, reconnaissant pour cause le coucher dans des lieux humides, le séjour dans des maisons nouvellement construites, mal éclairées et non aérées, pouvant bien quelquefois s'adjoindre des causes vénériennes; susceptible de se porter sur les viscères membraneux où l'identité de fibre musculaire lui fournit un moyen d'affiliation.

GOUTTE.

Se développant dans les articulations; reconnaissant pour cause une nourriture recherchée, des vins fins et variés, des liqueurs, peu d'exercice; véhémentement soupçonnée de recéler parfois des germes syphilitiques; plus que le rhumatisme, elle a la propriété de rétrocéder vers les organes internes. La goutte remontée dans l'estomac est un fait connu de tout le monde.

Résumé de l'histoire des Virus.

En suivant l'appel des maladies d'après l'ordre anatomique, nous reconnaîtrons nécessairement les maladies virulentes dans les siéges qu'elles affectent; mais, comme elles peuvent en affecter d'autres, il ne fallait pas moins que la recherche à leur domicile réel pour, dans certains cas, constater leur présence insolite. La teigne, transportée du tégument crânien sur la peau, dans le favus; l'exhéma des oreilles, des joues, sur le cuir-chevelu. De ces deux éruptions, l'une va lancer la teigne en la fixant sur les articulations et amène des arthrites, des tumeurs blanches; l'autre porte l'exhéma sur les muqueuses bronchiques, causant la phthisie pulmonaire. La variole, l'érésypèle, se répercutant dans les méninges, feront éclater la fièvre chaude, la phrénésie; quand les clous, disparaissant de la surface cutanée et tendant à s'établir sur les muqueuses gastriques, exciteront des dothinentérites; la rougeole, se transportant sur les bronches, causera un catarrhe intense, le croup, la péripneumonie; et la syphilis, irradiant sur le système nerveux, en occasionnera les affections les plus graves : la léthargie, le mal caduc. Les virus qui sont la larve de ces maladies rendraient l'étiologie bien incertaine si leur histoire, sue à l'avance, ne mettait bien vite au fait de leur migration. La difficulté serait plus grande dans les alliances qu'ils peuvent contracter en se fixant sur des tissus étrangers à leur formation, la variole et le cowpox amenant la phthisie pulmonaire, et deviendrait insurmontable lorsqu'il faut percer à travers leurs métamorphoses pour arriver à la cause prévue : à la syphilis pour les scrofules par génération ou mutation, à la gale, à la vérole pour les dartres, dont les modificateurs peuvent seuls dissiper le mal local.

REMÈDES POTIONNELS.

Tirés des simples précédemment énoncées, il ne peuvent être préparés que sous la forme de décoction et administrés suivant la quantité d'un à deux litres par vingt-quatre heures, la fatigue digestive résultant de leurs agrégats ne permettant pas une potion plus abondante. Leur température est indifférente : point d'édulcoration, hormis le cas de mélange avec le lait qu'exigent les affections de poitrine.

La difficulté pour la décoction de ces plantes réfractaires avait fait préconiser l'emploi de leurs sucs; mais la difficulté de leur conserve et l'obtention désirée des qualités diverses qu'apporte à la plante un âge plus tendre en fait nécessairement une loi. Il y a mieux, c'est que le choix de certaines parties d'une plante, à l'exclusion des autres, ne tenait qu'à l'embarras que donnent ces dernières pour le traitement décoctal : ainsi la racine du chardon-Roland et de la bardane n'est préférée aux tiges et feuilles que pour cette raison. Pour remplir toutes les indications de maturité plus ou moins avancée de la plante, pour prévenir leur facile détérioration, il faut des cueillettes répétées dans des lieux arides où les difficultés se croisent pour les précautions qu'on est obligé de prendre afin de les choisir et les enlever. Le procédé d'Appert, qui permet de conserver les fruits savoureux sans dispersion de leur arôme, serait très profitable à la conserve des sucs exprimés de ces plantes. Cet usage, étendu à toutes les simples qu'on aime à employer dans leur verdeur, ne rendrait pas les malades tributaires des herboristeries si mal soignées, et les extraits de tous les pampres utiles seraient dans tous les temps et dans toutes les officines livrés à la consommation. L'emploi des sucs d'herbes, si profitable, se trouverait ainsi rappelé; et, quant aux tisanes, les médecins formuleraient les doses des remèdes avec sûreté et facilité.

MALADIES SUIVANT LES APPAREILS.

SYSTÈME CELLULAIRE.

ÉLÉPHANTIASIS, MAL DES BARBADES. — PUITION.

Il fait pour la texture et la restauration du corps ce que fait le système nerveux pour les relations fonctionnelles, la sensibilité, l'intelligence; car c'est ce tissu, comme nous l'avons dit en commençant l'étude des maladies de l'État vasculaire, dont la réplétion, la vacuité ou l'état mixte établissent le marasme, l'embonpoint ou l'état normal. Mais pour opérer ces variations, n'est-il pas le dépositaire des actions combinées de l'innervation et de la circulation? Aussi lorsque ces fonctions sont le plus en jeu, dans les maladies par exemple, la déperdition des sucs est quelquefois visible en vingt-quatre heures aussi bien que leur retour. La richesse de son organisation le rend tributaire de bien d'autres travaux pathologiques : sa division en deux sections principales, le séreux et l'adipeux, dont chacun se divise encore, en est la source.

C'est dans la première couche graisseuse et sous-cutanée de nos membres, qui forme la première subdivision, que la maladie par engorgement superficiel, le mal glandulaire des Barbades, l'éléphantiasis, ont leur séjour. Participant aux affections cutanées chroniques, ces maladies sont traitées par les sudorifiques légers, la bourrache, la buglose, les fleurs de sureau en infusion, dans le début de la maladie, réservant l'action des plus énergiques dans l'augment ou l'état : les quatre bois, la douce-amère, la saponaire en décoction. La seconde subdivision se pelotonne dans le pli des articulations, à l'aine, au genou, au pli du bras, et partage avec la première les travaux abcessifs. C'est sous la peau, aux abords des grandes articulations, que se forment la plupart des abcès. Mais comme une compensation à la difficulté qu'offrent au chirurgien les abcès formés dans le parenchyme des viscères aux dépens du cellulaire parenchymateux : abcès du foie, du poumon, du rein, le cellulaire membraneux n'en offrent que des exemples rares : les abcès intermusculaires. Toutes les boissons composées avec les espèces vulnéraires, aromatiques, en infusion théiforme ou par ébullition de cinq minutes, sont conseillées dans ces différentes espèces de puition pour hâter la détersion des abcès et provoquer le dernier et le plus beau travail du tissu cellulaire : la cicatrisation.

VOIES AÉRIENNES.

FOSSES NASALES.

Phlegmasie chronique de la membrane pituitaire. — Sous l'influence du corysa habituel, l'irritation se fixant par une cause quelconque : faiblesse d'organisation, virus répercuté, surtout syphilitique, la sécrétion de cette membrane augmente, son produit n'est plus purement glaireux, mais paraît dissout par une humeur plus âcre ; le pus, quoique non observable au microscope, paraît être cet agent. Ce catarrhe peut durer des années, surtout lorsqu'il débute dans l'enfance : l'état juvénil le dissipe pourtant, mais non sans retour. La décoction des labiées d'un goût fade, ainsi les marrubes mêlés avec des tiges plus odorantes, sauge, lavande, bue en quantité de deux tasses à thé édulcorées dans la matinée, m'a paru profitable.

Ozène. — Le produit humoral peut être moins abondant, mais d'une qualité pathologique plus prononcée ; le pus salit les mouchoirs, et cet ulcère des fosses nasales peut durer de nombreuses années. La respiration exhale une odeur de pus fade plus ou moins saisissante qui révèle bientôt cette maladie dégoûtante et la cause syphilitique par mutation remarquée dans l'homme adulte, par transmission héréditaire observée particulièrement dans un autre sexe, chez les enfants et les jeunes filles qui approchent de l'âge nubile. Souvent, dans la même famille, d'autres individus sont affectés de scrofules, et l'essence vénérienne des maladies éprouvées par le père met parfaitement sur la voie des médicaments à mettre en usage. En tisane : les fortes décoctions de bois et de racine de buis, *Buxus sampervirens*, de l'écorce intérieure de l'*Ulmus campes-*

tris, orme pyramidal, et de noix de thuya, *Taxus baccata*, en petite quantité, m'ont paru profitables.

Catarrhe membraneux. — Quelquefois, au lieu de pus, de fausses membranes garnies de poils ressemblant à des couennes de lard aussi larges que la paume de la main sont excrétées pendant plusieurs années, et ce travail aboutit à une maladie des os de cet appareil. L'ébullition du marrubin, *Ballota nigra*, dans laquelle on jette les feuilles du *Betonica hirsuta procumbens*, crapaudine, est employée.

Carie des parois osseuses. — Les os propres du nez et la portion montante des apophyses maxillaires qui protègent l'entrée des voies nasales, étant détruits par la carie ou la nécrose, déterminent la dépression de l'appareil extérieur de l'olfaction et le nazillement. Si ces instruments de désordre continuent leur marche vers les os unguis, des fistules lacrymales se forment nécessairement. On conçoit parfaitement que ces résultats n'étant que la période ultime des ravages causés par le virus vénérien, c'est à son antidote propre et aux décoctions de bois sudorifiques qu'il faut avoir recours.

Polypes. — Maladie connue et redoutée à cause de sa longanimité et du danger qu'elle entraîne par l'obstacle matériel à la pénétration de l'air dans les passages de l'olfaction, par le danger de suffocation résultant de la chute de ces corps mollasses dans le pharynx et la glotte, et la disposition phlegmasique qu'elle établit particulièrement sur les organes pulmonaires. La distinction bien tranchée établie dans ses diverses formes : polypes mous, vésiculeux, spongieux et carcinomateux ne la rend pas plus accessible aux condiments potionnels. C'est à la chirurgie que revient l'honneur de leur extraction, qui sera complète si l'on y joint des cautérisations méthodiques qui pourront, par leur influence immédiate, nécessiter l'emploi de boissons lactées, d'émulsions, et enfin des infusions de plantes vulnéraires.

POUMONS.

Catarrhe chronique. — Peu de maladies sont plus communes que celles qui se fixent dans les tuyaux aérifères. Un air épais, humide, conséquemment chargé d'émanations étrangères à l'air athmosphérique, semble y prédisposer. L'Angleterre, la Hollande, Paris, sont des séjours qui n'y sont pas étrangers; mais les causes sont bien plus variées : une mauvaise nourriture, des travaux excessifs avant l'âge nubile, l'usage des liqueurs fortes, l'abus des plaisirs érotiques, la suppression lactée, les répercussions d'exanthèmes, la fixation des virus à l'occasion de blessures du poumon, d'efforts violents, de vociférations; d'un accès de colère, suivi d'hémoptisie ou le passage des phlegmasies aiguës du poumon à l'état de chronicité. Pendant un temps plus ou moins long, le catarrhe se reconnaît : à une toux plus ou moins forte, répétée; sputation se renouvelant le matin et le soir, souvent cause d'insomnie et déterminant le vomissement de matières d'ingestion, changeant la voix et faisant perdre l'appétit. Jusque là les remèdes potionnels sont les infusions d'hyssope, lierre terrestre, de fleurs, de feuilles de pas d'âne, de mufle de veau, édulcorées avec les syrops de gomme, de guimauve.

PHTHISIE PULMONAIRE. — Mais à ces premiers symptômes, si l'émaciation, le dévoiement, les vomissements de matières alimentaires, les sueurs nocturnes s'ajoutent, vous ne tarderez pas à voir la toux prendre des formes variées, tantôt s'apaiser, tantôt s'exaspérer, ramenant les crachats hémoptoïques, tabides, purulents, qui sortiront avec les tubercules ramollis. Comme cette maladie peut durer plusieurs années, il se forme souvent dans le parenchyme pulmonaire de vastes abcès qui se font jour par les bronches érodées; le pus, en s'échappant plus ou moins complétement par les efforts d'éjection et l'air venant remplir ces vastes cavernes, il en naît ce bruit de gargouillement et cette odeur infecte des vomiques ouvertes. Souvent des hémorragies viennent à la traverse et alternent avec l'émission purulente : les malades sont sur le point d'étouffer. Ici la pathologie toute entière est en jeu, et la thérapeutique symptomatique reste seule à faire. Pendant son cours, la tisane de lichen dépouillé de son amertume, par son séjour préalable dans l'eau, préparé ensuite par décoction, fondue avec le lait bouillant et sucrée, ou bien édulcorée avec les sirops de mou de veau, d'escargots, de cuisses de grenouilles, a été préconisée. Mais il faudra toujours opposer aux catarrhes chroniques, initiants, ainsi qu'à la phthysie pulmonaire, les moyens correcteurs de la toux, qui sont décrits à l'État vasculaire.

APPAREIL DE LA CIRCULATION SANGUINE.

Source de chaleur, élément de vie d'où sourdent et où viennent fluer des liquides divers; car, sinon leur identité, la moitié des êtres pourvus de ce moteur central le voient divisé dans ses parois musculaires et membraneuses, que plusieurs excitateurs mettent en jeu. Aux besoins de la nutrition, de l'excitation sensoriale, ont succédé des passions tumultueuses; aux élans de la joie, les angoisses de la peur; aux flots bruyants qu'amoncelle la valeur, a souvent fait place le sourd murmure du courage brisé. Que de chocs amortis, que de remous dans le liquide qui circule! Combien l'irritation anima cette masse contractile et la lente phlegmasie assiégea-t-elle ces parois élastiques pour faire permuter dans l'état morbide les palpitements plus fréquents avec la palpitation qui étouffe, amener dans ce viscère l'énorme épaisseur des parois ou la translucidité de leurs fibres, l'amas du liquide séreux dans l'opercule qui le protège, ou la puition des tissus et leur érosion, les concrétions polypeuses, les polypes développés entre ses piliers avec les fausses membranes aérolaires, leurs appendices flottants dans le pus qu'amasse le péricarde, et un jour la rupture de cet appareil de désordre auquel succédera l'immobilité! Car, que ce soit le pus qui pénètre dans les cavités ventriculaires et amortisse leur mouvement ou le sang qui se fasse jour dans l'enveloppe fibreuse dont la tension maîtrisera le mouvement, la mort n'est pas moins certaine dans les ruptures du cœur et les épanchements qui en naissent.

Mais l'économie n'a-t-elle rien éprouvé de ces désorganisations profondes, de cette altération complète des humeurs? Souvent les maladies classées dans l'État nerveux : les serrements de cœur, les palpitations, les douleurs précordiales, sont dues à cet appareil de souffrance que l'investigation n'avait pas précisé; ou bien les lypotimies, les syncopes, l'asphixie n'en sont-elles que le résultat, et ne peuvent-elles dans certains cas en faire la symptomatologie. Mais changera-t-elle dans les obstacles opposés à la sortie normale du fluide sanguin lorsque de faux polypes embarrasseront le mouvement de clapet des valvules tricuspide ou mitrale.

Asthme. — Les rapports de lésions anatomiques correspondant aux affections particulières de chacun des états morbides se combinent ici par des modes multipliés. L'asthme classé dans l'État nerveux reconnaît quelquefois pour cause une phlegmasie lente du péricarde : d'où collection purulente ou amincissement des parois ventriculaires amené par la même cause. Souvent l'auscultation fera reconnaître une collection, mais où est le signe de la puition ; car l'amas de la sérosité se rencontre avec la cardite aiguë, qui témoigne souvent des symptômes de l'asthme. L'âge avancé des malades et le rapport des maladies virulentes antérieures seront les seuls guides pour le diagnostic. Là encore, les secours précaires qu'on devrait administrer seront toujours suivant l'indication de l'état morbide prédominant. Mais de crainte d'en être réduit à cette dure extrémité, on fera bien, aussitôt l'appréciation des symptômes qui annoncent les maladies du cœur, d'administrer, pour peu qu'ils persévèrent, nonobstant les remèdes des États nerveux et vasculaire, les médicaments dirigés contre les maladies virulentes qui attaquent particulièrement cet organe; ce sont les antivénériens, les diverses espèces de *Lycnis* : le béhen blanc; le *Lycnis silvestris alba simplex ;* la nielle des blés; la saponaire; la croix de Jérusalem; le *Lycnis maritima;* la salsepareille; le gayac; le buis, en décoction dans l'eau, dose de soixante grammes de l'une ou de partie des espèces réunies pour deux litres d'eau; ébullition de vingt minutes; prise dans les vingt-quatre heures.

HYDROTHORAX.

L'épanchement des sérosités dans la cavité des plèvres, quoique coïncidant souvent avec de semblables collections dans les intervalles du médiastin, participerait davantage aux affections de l'organe central de la circulation qui pourrait les causer; mais les sacs des plèvres enveloppant les lobes pulmonaires font éprouver à ces organes immédiats de la respiration des anomalies dont l'étude vient compléter l'histoire de leurs maladies. Celle-ci, connue depuis les fastes de la médecine, existe rarement solitaire, à moins qu'on ne veuille considérer comme symptôme la bronchite qui l'accompagne intermittemment, si ce ne sont des catarrhes qu'elle est venue compliquer, surtout dans un âge avancé, où on la soupçonne à l'anhélation éprouvée dans la marche, aux sursauts du sommeil, à un point pleurodynique, à une gêne ou tout au moins à une faiblesse de poitrine; du reste, le visage est pâle, blafard. Autrement, on l'a reconnue à l'ouverture des cadavres, et les signes de la pleurésie chronique qui l'engendre lui assuraient une antique existence. Les infusions antispasmodiques de feuilles d'oranger, de laurier-cerise, ont été conseillées comme propres à déterminer la résorption de cette sérosité.

HYDROPISIE.

L'élément aqueux peut se développer dans tous les interstices de nos membres. Les cellules du tissu principal lui prêtent de nombreux réservoirs; mais ses collections discrètes affectent différents siéges et même des désordres partiels. L'épanchement aqueux des ventricules latéraux peut étendre l'encéphale et donner à la tête une forme monstrueuse qui s'accompagne quelquefois de cérébrite, quelquefois coïncide avec un développement précoce des facultés intellectuelles ou l'idiotisme, et est souvent suivie de paralysie des membres, d'apoplexie. Nous avons vu les rapports pathogéniques des épanchements séreux dans le médiastin antérieur, dans les sacs des plèvres; nous étudierons à la section des maladies des organes locomoteurs les différentes hydrarthroses.

ASCITE. — LEUCOPHLEGMASIE.

L'une est la collection d'un liquide séreux plus ou moins abondant, s'étendant dans les intervalles que permettent les replis du péritoine; l'autre est l'infiltration du même liquide dans la presque universalité du tissu laminaire. L'une fait donc gonfler le ventre, l'autre les membres. Toutes les deux peuvent relater un désordre soit des organes revêtus par la membrane péritonéale, ou des centres circulatoires.

Ces circonstances sont loin d'être indifférentes pour la curabilité de ces maladies : leur histoire apprend à connaître ces complications survenant à tout âge comme terminaison de maladies violentes, douloureuses, mais affectant particulièrement les personnes dans l'âge de soixante à soixante-dix ans : un léger gonflement des pieds, des mains, puis des jambes, indolore, apparaissant avec le soir, n'ayant laissé aucune trace le matin et répétant ces alternatives pendant plusieurs mois, mais finissant par persister pendant le coucher, s'augmentant par le gonflement des parties supérieures, s'arrêtant quelquefois tout à coup pour faire place à une maladie accidentelle : un catarrhe chronique, aigu, la fièvre, une pneumonie, une cardite, mais reparaissant avec leur convalescence; attaquant les cavités intérieures qu'elle ballone ainsi que les membres qu'elle gonfle; car dans cette marche lente l'anazarque a fait succéder l'ascite. Dans d'autres cas, ou une inflammation spontanée du péritoine ou causée par la métastase de maladies cutanées a versé la sérosité dans l'abdomen, et la leucophlegmasie vient accompagner l'ascite exaltée. Le fatalisme le plus affreux vient ici borner l'issue de ces maladies; sauf des cas fort rares où la résorbtion spontanée a eu lieu, l'accumulation du liquide va toujours en augmentant. L'amplitude des membres paraît être facultative; mais lorsque les parois du ventre sont distendues à ce point que leur diamètre serait égal dans tous les sens, le refoulement des viscères digestifs vasculaires et respiratoires détermine l'engorgement de l'encéphale, et des apoplexies subites viennent terminer ces complications hideuses. La chirurgie, par son mode d'exérèse, borne à long terme cette issue fatale. Quelquefois, des remèdes héroïques en ont amené la terminaison heureuse. Quant aux boissons qui peuvent les seconder, elles sont tirées des racines de houx, de fraisier, d'arrête-bœuf, de fenouil, d'ache et d'anet.

INSUFFISANCE DANS LA QUANTITÉ DU SANG OU SA QUALITÉ.

Ferment liquide où s'élaborent tant de sécrétions, qui recèle le mobile du tempérament et d'où part la source de tant de désordres. Le signe de sa mauvaise composition se voit aux maladies qui surgissent, mais dont l'état particulier a toujours offert des signes trop obscurs pour pouvoir guider dans la thérapeutique. Son insuffisante quantité ou plutôt le manque d'éléments puissants qui constituent sa force, sa plasticité, sa rougeur, l'anémie enfin vient de jouer un grand rôle en médecine : un médicament héroïque, le fer sous toutes les formes, lui a été adressé. On reconnaît l'état physique qu'elle cause à la pâleur des sujets, à leur atonie, à leur indifférence. Le sang menstruel devient plus pâle, se montre à peine. Quelquefois, à le voir poindre, se bornent tous les désirs. Mais elle résulte aussi de grandes hémorrhagies et de mauvaise nourriture. Quel que soit sa cause, les tisanes qu'on emploie sont préparées par les fortes infusions d'angusture, d'argentine et de benoite. Le fer en ignition jeté dans l'eau de fontaine ou davantage l'eau minérale de Passy bue sur les lieux sont à préférer.

CHAINE DES GANGLIONS LYMPHATIQUES.

MALADIE SYPHILITIQUE CONSTITUTIONNELLE.

En 1592, des Espagnols conduits par Christophe-Colomb abordèrent dans l'île d'Haïti; ils y contractèrent une maladie qu'ils portèrent bientôt en Italie. Alors les Français, occupés au siége de Naples, prirent le même mal des Italiens, et, l'humeur aventureuse des premiers les poussant vers d'autres pays de l'Europe dans lesquels ils portèrent le mal, leurs habitants donnèrent à celui-ci le nom de *mal français ;* mais chaque nation attribuait toujours l'origine de la vérole aux gens avec lesquels elle avait guerroyé.

Cette maladie, qui n'apportait que peu d'entraves au mouvement fonctionnel des premiers insulaires, mitigée par la chaleur du climat, par les remèdes usuels et par l'habitude de son antique existence : contractée par des hommes de tempéraments différents, portée dans des climats plus froids, sévit sous forme d'une peste cruelle dans les premières villes de l'Europe où elle débuta. L'histoire de son invasion et de son séjour à Paris nous la fait voir attaquant le tiers de la population par une contagion aussi facile que la petite vérole : une seule inspiration dans une athmosphère habitée par les malades suffisait pour la communiquer. Les précautions sévères que l'on prit coupèrent dans la racine une épidémie si désastreuse. Quelques mois écoulés, les malades pouvaient être traités dans leur domicile; et, si les désordres qu'elle produisait étaient graves, du moins leur marche pouvait être retardée par les soins généraux qu'on leur donnait; car on ne rencontra pas aussitôt le remède efficace. On lit que des bohémiens, qui s'abritaient dans un enclos célèbre de Paris, la Cour-des-Miracles, parvinrent à découvrir ce mystérieux remède : le mercure, qu'ils vendirent d'abord sous le sceau du secret, auquel ils mirent un prix élevé, fut ensuite traité par les alchimistes qui s'en emparèrent pour le revêtir de beaucoup de formes, dont les chirurgiens du temps firent grand profit pour leurs malades.

La série des symptômes offerts par cette maladie peut se partager en plusieurs sections, suivant l'époque de l'irruption, la force de la contagion, la durée de l'incubation ou l'exacerbation des phénomènes dans l'augment de la maladie, cette dernière phase rapportant souvent les phénomènes de l'invasion. Ainsi, il n'était pas rare de voir les parties génitales tomber en gangrène, les parties inférieures du ventre frappées de cette mort partielle, et par suite de leur élimination l'ostension des viscères abdominaux; aussi bien dans les époques rapprochées de son apparition comme au commencement de ce siècle, où les complications du remède et du mal ont offert pareil résultat. Mais aucun praticien, pas même le vulgaire, ne saurait être trompé à une manifestation pathologique aussi puissante. Après les signes connus de cette maladie, qui sont autant de stigmates sur les organes de la génération : plaies, chancres, ulcères aux organes émonctoires de l'urine, de la défécation, déperdition de substance aux organes de la voix et de la déglutition qui se présentent clairement à la vue dans une primitive affection, venant à ceux que l'organisme couvre d'un voile plus ou moins transparent : des inquiétudes vagues, des douleurs simulant le rhumatisme, la goutte, des psoriases, des dartres, des douleurs crâniennes, ostéocopes; des altérations des organes des sens dans leurs fonctions dans leur aspect. Heureux du moins si toutes ces variétés se montrent chez un homme robuste qui peut, par un régime plus ou moins diététique, conjurer les maux que nous avons tout-à-l'heure reproduits.

Les remèdes potionnels varient suivant la manifestation morbide. Si la maladie reparaît avec les premiers symptômes d'invasion, il faut employer les médicaments qui leur étaient adressés naguères. Ainsi, dans la gonorrhée, les décoctions des plantes altérantes : les racines de fraisier, de houx, d'asperge, de buis, auxquelles on alliera la graine de lin, la racine de guimauve, si l'écoulement ne s'établissait pas d'une manière aussi abondante; la décoction des bois sudorifiques si les ulcères, les chancres à la gorge reparaissaient; enfin, pour les symptômes consécutifs, tels qu'exostoses, caries, menace de nécroses, les décoctions de *Lycnis*, particulièrement de saponaire, de solanées : ainsi la douce-amère, et en particulier la salsepareille. Si la maladie se formulait en dartres, on emploirait les décoctions de racine de patience, de bardane, de scabieuse, de fumeterre, de chicorée, de pissenlit. Toutes ces tisanes, préparées sous la forme de décoction, sont bues à raison de deux litres par vingt-quatre heures sans édulcoration.

ÉCROUELLES. — HUMEURS FROIDES.

L'engorgement des ganglions lymphatiques et la formation des tubercules amoncelés dans le parenchyme des viscères ou l'épaisseur des membranes ne constitue pas une maladie identique comme l'établit et tend à le prouver un ouvrage moderne de M. Lugol. Rien n'est plus commun que de confondre ce qui peut s'unir et se succéder. Un scrofuleux voit un ganglion hypertrophié acquérir les qualités du cancer ou la phthisie se déclarer après l'observation du chapelet cervical. Le cancer et la phthisie sont donc d'origine strumeuse; mais l'auteur proclame les tubercules ou les voit dans beaucoup de phthisies pulmonaires, arthrodiales, mésentériques, et les chapelets des ganglions hypertrophiés n'ont pas été aperçus au col, à l'aisselle, à l'aine, aux jarrets. Pour qu'une cause puisse toujours être reconnue, il faut au moins qu'elle soit appréciée si ce n'est prouvée. Or, beaucoup de maladies scrofuleuses naissent dans la première enfance et sont périmées à l'adolescence sans que jamais, pendant le cours d'une longue vie, aucune maladie pouvant faire soupçonner la présence des tubercules ait été observée; d'ailleurs elle eût mis fin à l'existence du sujet d'observation, comme le prophétise invariablement la doctrine fatalique de l'auteur; et la présence de ces fauteurs morbides qu'offrirait l'autopsie ne serait pas la démonstration de ses principes, puisqu'autre chose est la manifestation, *post mortem*, et l'entité morbide développant son activité, reconnaissable seulement aux symptômes qui traduisent le jeu de la nature souffrante sous son influence, et qui ne laisse sur le cadavre que l'empreinte plus ou moins arrêtée de son passage. Pour nous, l'existence isolée de ce principe sera mise en doute, puisque nous le voyons surgir longtemps après la complication qu'on lul donne pour compagne ou dont on le fait naître. L'existence appareillée de cette entité avec la ladrerie qui consiste, comme on le sait, dans la manifestation tuberculeuse chez un animal immonde, ne nous convaincra pas davantage de son essence supposée, puisque d'ailleurs on ne les voit pas réunies; pas plus que de sa conversion en lèpre confirmée dans le même pachyderme. Quoi qu'il en soit, on la remarque davantage dans les contrées froides, humides, surtout parmi les générations où la misère a sévi ou que la débauche a altérées. On la reconnait à une exubérance de quelques organes des sens : du nez, de la lèvre supérieure, tantôt ou plus tard à l'intumescence des glandes parotides, sous-maxillaires et des ganglions mastoïdiens cervicaux ; des engorgements articulaires suivis de l'impotence des membres, de l'exulcération tégumentaire, de l'inflammation des synoviales, de l'hypertrophie des ligaments, de la carie des os, dont le détritus apparaît à la surface des membres par des plaies multiples et intarissables. On modifie cet état par les infusions puissantes de houblon ; par la lactation obtenue du tétin de la vache, de la chèvre, de l'ânesse ; par la décoction des racines de gentiane, grande et petite, du glouteron ; des racines et tiges jeunes des chardon, buglose et bourrache, que l'on administre en réunissant un principe amer et diaphorétique.

Goëtre. — Exemple de ce que peut une atmosphère variée où se rencontrent en abondance les principes d'humidité et de fraîcheur, où les eaux ne sont pas une source incessante de santé et de bien-être. On voit cette maladie naître dans les vallées où se révèlent ces deux premières influences : dans les gorges du Valais, dans quelques villes normandes. Les condiments potionnels sont choisis dans les algues, fucus, conferves et varecs, qui contiennent des sels d'iode qui possèdent la propriété atrophiante.

APPAREIL DE LA DIGESTION.

L'orifice du conduit alimentaire commence par offrir des anomalies peu nombreuses, mais distinctes. Dans le mouvement réactionnaire fébrile, des boutons apparaissent sur le bord des lèvres, suivent diverses périodes inflammatoires et se dissipent. Après des baisers lascifs, la potion à une coupe mal propre : des boutons purulents, contagieux, des fissures se montrent aux commissures des lèvres. Elles sont l'indice de maladies graves, de virus puissants. Les remèdes qui leur conviennent sont ceux de ces mêmes maladies. La multiplicité des plans, des saillies qui composent la cavité de la bouche amène aussi un nombre considérable de maladies. Les exulcérations qui se développent sur ses parois à l'occasion des fièvres éruptives ou sans leur concours ont reçu des noms distinctifs d'*aphthe*, de *chancre*, de *muguet*. Les tisanes qui sont d'usage dans les inflammations pulmonaires intestinales conviennent à ces érosions, puisqu'elles les font naître et leur coïncident. Les décoctions d'orge, de graine de lin, de gruau, mêlées au lait, conviennent particulièrement. Non content des érosions et des saillies boutonneuses qui reflètent des images diverses, les duplicatures de la membrane muqueuse peuvent être attaquées dans leur profondeur et occuper une étendue de quelques centimètres en surface. Ces véritables ulcères intérieurs veulent le traitement concomittent des motifs morbides qui les répètent, et dans lesquels entrent nécessairement les mucilagineux, les amers, délayés dans une grande quantité de véhicules aqueux. Le phlegmon occupe quelquefois la profondeur du tissu cellulaire. Il se développe aux abords et dans le fond des alvéoles, dans le tissu des gencives, des abcès profonds déterminés par la présence de dents cariées, de chicots, d'esquilles, portions nécrosées se séparant des os maxillaires. Ces formes abcessives réclament l'emploi des tisanes amères, quand leur formation dans l'épaisseur des tonsiles demande à l'état aigu l'emploi des tisanes mucilagineuses et leur rupture les boissons acidules. L'arrière-bouche est séparée de la première cavité par un isthme qui se compose des amygdales sur les côtés, dont nous avons étudié l'inflammation et l'état abcessif, mais qui reconnaît dans l'exulcération un principe de destruction qui s'étend aux piliers qui les protége, surtout endevant, à la luette et au voile qui les surmonte; car qui ne connaît les altérations dans l'émission de la parole, les obstacles à la déglutition qui annoncent la destruction plus ou moins complète de ces agglomérations, particulièrement de ces membranes? Nous pouvons répéter que ces désordres morbides sont excités par des virus dont la modification particulière consiste dans les mucilagineux, les amers, les sudorifiques. Quant aux exulcérations de la langue, elles sont, en outre des motifs morbides, causées par des fragments de dents brisées et encore adhérentes. Mais le ravage morbide s'étend plus loin, dans les fauces: les chancres qui ulcèrent les parois du pharynx, les abcès qui se développent à la base des tonsiles, et dont la rupture subite dans la glotte ouverte suffoque les malades, comme la présence des polypes attachés à l'isthme postérieur des fosses nasales, au voile du palais, en s'interposant entre le larynx et son opercule, peut les étouffer. Les remèdes généraux sont ici de peu d'influence, sinon l'oxycrat, efficace dans la rupture d'abcès du pharynx. Les remèdes à opposer dans le cas de persistence de corps étrangers dans les voies de la déglutition, dans les inflammations qui signalent ces angines et dans les éruptions de pus qui naissent de leur abcession, pour cicatriser les plaies qui résultent de ces désordres, sont : tour à tour les décoctions de *Allium porrum*, porreau ; de *Scorzonera austriaca*, scorzonère ; de *Tragopogon pratense*, barbe-de-bouc ; de *Glaucium flore luteo vel pallido*, ravette ou fausse rave ; de *Sysimbrium palustre repens nasturtii folio*, cresson sauvage ; et d'*Eruca sativa*, roquette.

GASTRO-ENTÉRITES.

PYLORE. — L'intermittence dans les saillies morbides soumises aux phases fonctionnelles, l'absence de la douleur et de tout signe vasculaire ont pu faire ranger cette maladie au nombre de celles que réclame l'état nerveux ; mais si tels sont en effet les symptômes négatifs de l'affection dans son état primitif chez de jeunes sujets, amenés par une affection nerveuse et consistant dans le rejet stomacal des matières ingérées, s'effectuant sans autre trouble ou perturbation : la scène change aussi quand la maladie persévère, qu'elle débute à un âge plus avancé ou qu'elle a vieilli elle-même. Les matières ingérées ne sont pas seules vomies alors : beaucoup de glaires, de sanie, de sang, sont rejetés dans cette maladie devenue chronique, où les membranes de l'estomac ont à vrai dire disparu pour faire place à une boîte de corne lubréfiée par des glaires à sa partie interne, et qui peut relater pour principe la répercussion de quelque exanthème, de psoriases, de dartres, d'ulcères. L'exposition de cette dernière phase ne laisse, comme on peut le penser, que l'espoir d'un mieux peu durable. Aussi emploie-t-on, pour modifier un appareil aussi désordonné, les mêmes excitants diffusibles que l'on préconise à son apparition. Ainsi, au commencement de la maladie comme à sa fin, on emploie les infusions de faltranck, de thé de Chine, d'angélique, de coriandre, de camomille, qui sont indiquées, bues chaudes et sucrées. Seulement, lorsque l'affection se formule avec puissance et que la métastase établie sur les membranes stomacales paraît définitive, on peut essayer de la conjurer par l'emploi des altérants adressés aux virus qu'elle réclame : ainsi les amers, tels que la patience, la gentiane, le glouteron, employés à l'état frais sous forme décoctale ou mieux les asparaginées, les urticées, les cynarocéphales, comme nous en verrons l'usage reproduit dans les maladies des autres sections du tube. On a aussi fait usage des eaux minérales de Seltz, que l'on coupe avec un quart de vin dans les repas; de Vichy en Auvergne, que l'on boit pure; de Cauterets, Bagnère-Luchon dans les Pyrénées, auxquelles on peut ajouter des décoctions mucilagineuses ou du lait. Les moûts de cidre, de poirée, de raisin, pris dans la saison, ont inespérément prolongé l'existence des malades.

Entérite chronique. — Quoique les multiples affections de l'appareil digestif entraînent la saillie de phénomènes nerveux, vasculaires et humoraux : la puissance des principaux symptômes, leur concomittence avec l'épidémie régnante, l'âge des sujets, les causes formatrices nuancent assez sûrement les divers états morbides présidant aux lésions du canal intestinal. Quoique dans la fièvre muqueuse et bilieuse le rejet des humeurs qui dénommèrent ces pirexies soit abondant, la spontanéité de leur émission, la concomittence avec une fièvre aiguë, le cours rapide de la maladie ont bientôt fait la part de l'état vasculaire. Pour la chronicité, les rechutes fréquentes, l'hébétude des malades, la teinte tégumentaire, l'inhabileté de l'appareil digestif et le rejet des matières muqueuses, purulentes, ne laissent pas de doute sur le caractère humoral. La certitude dans le diagnostic est d'autant plus désirable que les éléments thérapeutiques divers sont tout à fait opposés. Si c'était ici le cas d'une thérapeutique générale, nous ferions ressortir les dangers d'une méprise qui, pour être souvent commise, n'est pas plus excusable. Les affections de ce grand appareil sont si étendues sous la forme que nous étudions, que les cachexies nombreuses des anciens, revêtues du nom de *gastro-entérites chroniques*, peuvent à peine figurer les faits mouvants dont il se compose. Instruit des signes de l'état humoral, lorsque les rejets de pituite, de bile, de glaires, de sang altéré par la bouche, l'anus, se rencontrant avec une teinte ictérique de la cornée opaque, la pâleur des sujets, quelquefois un ton de bistre ou de vert mêlé dans la chair; que le pouls n'aura point acquis plus de vitesse ni de force, que la langue des sujets témoignera de l'absence des puissances vasculaires : que vous ayez affaire à des vomissements ou à des déjections répétées ou espacées, abondantes ou rares, accompagnées de douleurs ou indifférentes, les condiments les plus puissants des tisanes, soit qu'on les obtienne en sucs, en extraits ou décoctions temporaires, doivent ici être employées sans s'embarrasser des symptômes variés qui peuvent les assister : ainsi le soda, le pyrosis, les goûts dépravés. Mais l'humeur formule souvent des affections locales. L'histoire ébauchée des phlegmasies remet sur la voie des divers abcès qui se présentent sur le parcours du canal intestinal, aux côtés du pharinx, le long du cou, à la marge et au pourtour de l'anus. Dans ces affections la prise des eaux-bonnes en boisson a été profitable.

HÉMORROÏDES PUIFIANTES. — Étant une maladie humorale, elles peuvent faire endurer les incommodités de l'état nerveux et réclamer les secours de l'état vasculaire. Leur abcession, lorsque le mal est intense et longanime, rappelle bien cette classification; elle se formule par foyers espacés et distincts. Il est bon aussi de rappeler que ces boursoufflements des vaisseaux hémorroïdaux ne se forment pas toujours à l'entrée de l'anus, mais ont aussi leur siége à une distance plus éloignée de son orifice, et peuvent offrir l'acception purulente, qui est une des causes du rejet de cette humeur par le fondement. L'eau de mer prise en boisson serait indiquée.

FISTULES STERCORALES. — Elles consistent dans un pertuis qui profonde les tissus ambiants et le rectum à une profondeur toujours peu éloignée de l'orifice, ce qu'on appelle *fistule borgne interne;* quelquefois profondant au contraire les parties environnantes pour s'opposer en cul-de-sac aux parois externes de l'intestin, ce qu'on appelle *fistule borgne externe.* Mais elles finissent presque toujours par se parachever; car le travail d'usure qu'a commencé l'abcès formé dans le tissu cellulaire, et toujours annoncé par l'érosion externe, ne s'arrête pas dans les graisses qui abondent qu'il convertit en pus, et qui se fait d'abord jour dans l'intestin, puis par son issue externe. Mais au moment de leur communication, et cette humeur et les matières fécales en petite quantité ont pris aussi cette direction, et c'est à leur présence au linge des malades doués de quelque propreté qu'on se renseigne très facilement; car la purulence seule ne l'indique pas : cas où il faut employer la sonde et l'exploration digitaire. Cette maladie demande essentiellement les secours de la chirurgie, pendant lesquels, comme dans toutes les opérations qui entraînent la douleur et la perte des forces, on recourc aux infusions vulnéraires. Peut-être, lorsque des clous se développent au périnée, que de petits abcès plus ou moins profonds se forment au pourtour de l'anus, leur incision préviendrait le danger des fistules stercorales. Pendant le travail inflammatoire et abcessif qui les précède, on emploie la décoction des plantes ci-dessous énumérées. Avant que d'indiquer les plantes utiles à la confection des tisanes pour ces affections, nous devons venir au-devant d'une proposition émise en pathologie concernant l'état primitif des humeurs. Sans consulter les ouvertures des cadavres, les médecins des derniers siècles prétendaient que les humeurs étaient déjà amassées dans leurs réservoirs. Les médecins modernes n'ont, dans les plus grandes saillies humorales, trouvé que des collections quelquefois énormes de pus quand ils trouvaient quelque chose; mais de la bile, de l'atrabile, des glaires, aucunement. D'autres ont pensé que la formation était instantanée; mais des physiologistes, voulant faire revivre l'opinion des anciens, ont soutenu que l'absorption *antè mortem* pouvait être aussi rapide. Ainsi le doute existe sur leur amoncellement ou leur émission subite. Mais cette dernière peut provenir aussi bien d'une propriété organique morbide ou d'un appel général fait sur tous les points de l'économie, laquelle recèlerait, suivant les maladies, des agrégats anormaux pouvant se rassembler en masse dans les crises spontanées ou excitées. C'est à la chimie organique qu'il est réservé de résoudre ce problème. Heureusement que les états morbides nous offrent déjà des signes certains et la thérapeutique des moyens nombreux, efficaces, adressés aux maladies du canal intestinal qui révèlent la cause humorale; ce sont: le *Onopordon acanthium*, grand chardon; le *Silybum marianum*, chardon-Marie, artichaut sauvage; *Carduus caule crispo*, le grand chardon-aux-ânes; *Centaurea calcitrappa*, chaussetrappe; *Carduus lanceatus latifolius*, le chardon de la Passion; *Circium arvense*, le chardon hémorroïdal; *Carlina vulgaris*, carline, caméléon blanc ou chardonnerette; *Cynara scolymus*, artichaut; et le *Scrophularia aquatica*, la grande scrophulaire, herbe du siége, herbe du turc. Toutes ces plantes, tiges, racines, feuilles et fleurs, soumises à une décoction de vingt minutes suivant la dose de soixante grammes pour litre d'eau, ou leurs sucs exprimés mêlés à la dose de trente grammes pour litre d'eau bouillante et administrés suivant une quantité d'un à deux litres dans les vingt-quatre heures.

ENTOZOAIRES PERSISTANTS. — Les naturalistes ont divisé en six classes distinctes les vers qui naissent et se développent dans nos tissus. Les plus variables sont ceux rencontrés dans les fosses nasales, dans le conduit auditif, dans la sanie des ulcères putrides, dont la plupart ne sont que des larves d'insectes ailés. Quelques-uns se présentent sous la forme globulaire, paraissent inhérents au tissu du foie, se développent au milieu des glandes du mésentère qu'ils hypertrophient; d'autres conservent la faculté de se mouvoir, sont enfermés dans le parenchyme organique, la douve du foie, le strongle des reins. Enfin viennent les espèces de vers libres habitués au canal intestinal : les lombries, qui occupent les premières circonvolutions intestinales et s'avancent jusque dans l'estomac; les ascarides, qui occupent la base du rectum, et les vers plats, dans lesquels on distingue le tœnia lata ou solitaire, qui s'étend et embrasse le canal intestinal entier. Les ascarides lombricoïdes ont été mentionnés dans les maladies du canal intestinal, parce qu'ils se rencontrent dans l'enfance et apportent un trouble si léger qu'il est à peine reconnaissable; aussi avons-nous conseillé en remèdes potionnels les infusions fortes de camomille, matricaire, de racine d'osmonde et de fougère mâle, les mêmes racines qui, réduites en poudre et mêlées à grande dose avec des électuaires, sont employées comme remède héroïque contre les espèces qui suivent. Les ascarides vermiculaires et les tœnias se rencontrent ordinairement dans l'âge adulte ou à son déclin. Les uns et les autres reconnaissent pour ennemis les substances amères; mais l'administration potionnelle est de bien peu efficace : heureusement qu'un principe tiré de l'absinthe paraît être le destructeur des vers plats. Mais je ne connais jusqu'ici aucun remède contre les ascarides dans l'âge adulte; car une nouvelle production suit toujours leur évacuation estimée complète. L'eau hydrargyrienne, qui consiste à faire bouillir le mercure coulant dans l'eau pure à la dose de trente grammes pour litre pendant dix minutes, serait sans doute la meilleure potion à employer pour les détruire.

FOIE, RATE, PANCRÉAS.

Ces trois viscères sont sujets aux maladies sous ce règne morbide, d'autant plus que leur puissance permet une longue réaction et que le génie maladif qui les obsède, venant à se rendre maître, les a presque détruits lorsqu'on reconnaît leur souffrance au désordre dont on est témoin. Le pancréas si caché permet à peine la pensée de sa douleur sous aucun état. Quant à la rate, les maladies rangées sous le règne humoral peuvent avoir trait à son hypertrophie, à son ossification, à la pétrification de sa membrane fibreuse et de l'enveloppe péritonéale. Je ne rapporterai aucune tisane particulière en cas que l'on puisse diagnostiquer son hypertrophie ; cependant les jeunes tiges et pampres du *Centaurea calcitrappa*, chaussetrappe, devraient obtenir la préférence pour la faculté atrophiante que je lui ai reconnue. Quant au foie, qui paraît être l'organe présidentiel de la digestion, ses maladies se reconnaissent très bien sous les deux premiers états, et le règne humoral ne les rend pas moins distinctement. Les principales sont : l'ictère, l'hypertrophie, les obstructions, les calculs arrêtés dans les canaux hépatique, cholédoque, assemblés dans la vésicule, et les vers occupant ces conduits et envahissant le parenchyme. L'ictère se reconnaît à la jauneur tégumentaire, à celle de la cornée opaque qui varie peu quand celle de la peau prend des nuances d'autant plus tranchées qu'elle coïncide avec une affection plus profonde et des signes de l'état humoral plus distincts. Ainsi, l'hébétude du corps, l'apepsie qui va jusqu'au dégoût, la pesanteur de tête, l'atonie du pouls, se rencontrent avec une couleur de bistre dans les téguments. Contre une manifestation humorale aussi éclatante, les anciens ont conseillé la décoction et le jus du *Daucus carota*, carotte, dont on peut s'aider; mais j'ai remarqué que la décoction des racines du *Rumex patientia*, patience; de l'*Arctium lappa*, bardane; que les pampres du *Cichorium intybus*, chicorée; du *Leontedon taraxacon*, dent-de-lion, sont au moins préférables. Quant à l'hypertrophie, nul diagnostic n'est plus facile. Dans toutes les positions, mais particulièrement dans la pronation du corps, le volume du foie dépassant le rebord cartilagineux des côtes est sensible dans toute l'étendue de la main ; et, tant que l'on sent une résistance dans l'hypocondre qui continue depuis ce rebord également, on peut être assuré de l'identité du viscère, descendît-il jusqu'aux abords de la crête iliaque. Ces accroissements dans le volume se rencontrant avec d'autres maladies, tels que l'hydropisie ascite, le ramollissement du parenchyme, parfois la dégénérescence graisseuse, les signes diagnostiques ne peuvent que se trouver corroborés, et les remèdes potionnels obtenir plus d'extension : ce sont les synanthérées, les urticées, les *Rumex*, dont les tiges, les pampres, les racines, soumises à la pression ou à l'ébullition, donnent des sucs et des sels que l'eau vient étendre, et auxquels on devra accorder quelque créance comme moyens atrophiants ou spécifiques. Viennent les obstructions, qui ont joué un si grand rôle dans la pathologie. Nous avons, à l'État vasculaire, signalé la part que devaient répéter les phlegmasies du tube intestinal ; il s'agit ici de voir cet embarras dans la masse viscérale, l'inertie de son tissu, le peu de perméabilité et de contractilité de ses vaisseaux sanguins, veineux, hépatiques, de la veine-porte, des conduits biliaires, qui peut se compliquer de l'arrêt des calculs que le sédiment de la bile a formés. Cette maladie existe rarement sans hypertrophie, et l'on peut dire que l'une diagnostique l'autre ; mais le signe particulier de cette dernière est une langueur dans la digestion qui correspond à son étendue, du moins dans les cas les plus extrêmes, car l'action du foie qui se manifeste par la coloration d'autant plus foncée des matières fécales disparaît ici. D'ailleurs, la couleur blanche ou grisâtre des matières stercorales est le signe certain des obstructions du foie ou d'une de ses formes qui consistent dans l'amoncellement des calculs dans les conduits hépatiques ou cholédoques ; leur arrêt dans le conduit cystique ou leur séjour dans la vésicule ne donnant pas toujours ce signe diagnostique. Nous rappellerions ici beaucoup de plantes qui ont figuré comme désobstruantes quoique possédant des facultés contraires, mais nous ne relaterons pour condiments des tisanes que les simples pourvues de propriétés incisives et apéritives par excellence : *Aristolochia clematitis*, aristoloche ; *Pyrethrum parthenium*, matricaire ; *Cichorium intybus*, chicorée ; *Ruscus aculeus*, petit houx ; *Eryngium campestre*, chardon-Roland ; *Crithmum maritimum*, passe-pierre ; *Potentilla reptans*, quintefeuille ; *Lappa minor* ; *Cinara scolymus*, artichaut ; bois et écorce du *Fraxinus excelsior*, frêne ; *Hyperium perforatum*, millepertuis ; *Centaurium minus*, petite centaurée ; *Eupatorium cannabium*, Eupatoire de Mésué ; *Asplenium scolopendrium*, scolopendre ; *Polypodium vulgare*, polypode ; la racine du *Filis mas*, fougère ; *Fumaria officinalis*, fumeterre ; les semences du *Pisum arvense*, pois-lupin. On soumet les parties de ces plantes seules ou multiples à une ébullition prolongee, suivant le traitement nécessaire aux feuilles, aux tiges, aux racines, aux écorces ou aux semences, qu'on peut couper avec l'eau sulfureuse d'Enghien. Les entozoaires développés dans le foie sont, comme on l'a dit, de deux sortes : les uns libres, distincts, dont le mouvement peut être constaté, ainsi la douve; et l'autre, une apparence vésiculeuse presque diaphane contenant une sorte de liquide, de la grosseur d'une forte noisette, se rassemblant dans une partie quelconque du foie ou le pénétrant dans son entier comme s'il y était semé. Ces maladies ne sont pas d'un facile diagnostic; cependant, l'hypertrophie qui accompagne cette production morbide offre ici un caractère d'extension qui ne se borne pas à l'élongation suivant l'axe du corps, l'organe tendant au contraire à s'en écarter. L'hypocondre droit paraît tuméfié, et c'est cette saillie qui a souvent appelé, comme dans les abcès de son parenchyme, les moyens chirurgicaux qu'on tend à lui opposer quand l'agglomération est circonscrite. A l'exception des abcès, qui rentrent sous l'influence que les tisanes peuvent exercer sur les causes morbides, nous ne citons ces maladies vermineuses que comme complément du cadre nosologique, dans lequel nous avons vu déjà plusieurs genres offrant des obstacles à la modification que peut apporter l'imbibition : ainsi les désordres physiques et les maladies principales de l'appareil nerveux, mais en empêchant même l'usage par une disposition mécanique telle que le trismus, le gonflement extrême de la langue, des tonsiles.

APPAREIL DES VOIES URINAIRES.

Les maladies de cet appareil se divisent suivant les sections anatomiques qui le composent. Sous l'état humoral les reins, organes sécréteurs de l'urine, présentent deux phases distinctes en pathologie : la première consiste à donner trop ou trop peu de la matière de sécrétion; la seconde à produire autre chose que cette humeur, tel que du sang, du pus, des entozoaires. Dans la première phase, la seconde section ne se voit que temporairement dans l'augment ou l'état de la fièvre algide, du choléra, de certains empoisonnements. Mais la première, le diabétès, est une maladie essentielle qui consiste dans une sécrétion considérable d'urine, à ce point qu'elle peut dépasser la somme des aliments et des boissons. C'est une maladie au-dessus des ressources de la thérapeutique, et, si quelque moyen en résidu décoctal pouvait être tenté, ce serait celui des racines amères et astringentes : le ratanhia soumis à une forte ébullition, et dont le décoctum devrait être pris à dose légère. Dans la seconde phase, nul signe ne peut être établi que les corps anormaux rendus par l'urèthre viennent des reins, si ce n'est l'étude des causes antérieures : une douleur profonde dans ces organes depuis un choc éprouvé en même temps que l'absence de toute espèce de symptôme relatif aux affections des organes corrélationnels qui peuvent faire établir la lésion différentielle des reins, de la vessie, de la prostate. L'embarras serait encore plus grand lors des abcès de cet organe, qui peuvent vider par les uretères et entraîner dans la vessie du pus, du sang altéré, des strongles et des calculs. Les moyens potionnels sont le lin cathartique, la linaire, les semences de fénugrec soumises à l'ébullition dans l'eau dont on donne la décoction.

Catarrhe de la vessie. — Le résultat des inflammations violentes de cet organe peut être le sédiment muqueux des urines; mais la constatation du pus au fond du vase de nuit ne s'établit que dans les catarrhes chroniques, qui laissent déposer longtemps les mucosités qui s'adjoignent ensuite la purulence. Pour modifier cette membrane muqueuse et relever le ton de cet organe, les tisanes doivent tenir en suspension les extraits obtenus par l'ébullition aqueuse de la valériane, de la passe-pierre, de la millefeuille, de la persicaire, du *Lappa minor*, de la véronique mâle et de l'absinthe.

Catarrhe chronique de l'urèthre. — Rarement sujet au catarrhe idiopatique dans la période de la vie qui engendre celui de la vessie, mais alors particulièrement exposé aux coarctations de son diamètre, vulgairement rétrécissements de l'urèthre, qui établissent des obstacles quelquefois directs à l'émission de l'urine, et qui ne peuvent être vaincus que par les moyens mécaniques. Mais on favorise le retour à la fonctionnalité et son maintien par l'usage des tisanes de scolopendre, de polypode, de fougère, de fumeterre et de passerage.

CORPS ÉTRANGERS EXISTANT DANS LES ORGANES URINAIRES.

Les circonstances commémoratives peuvent seules faire douter de l'existence des calculs, d'entozoaires dans le parenchyme des reins, ainsi que dans les conduits des uretères. La chirurgie serait seule apte pour la cessation de ce désordre; mais ses moyens ont été rarement tentés. Le seul cas serait, de la constatation presque flagrante d'hydatides dans le parenchyme des reins, qu'on pourrait en tenter l'extraction. Mais le cas beaucoup moins rare du séjour des corps étrangers dans la vessie amenés par les uretères ou formés dans son réservoir ou survenus par des voies insolites trouvent dans la chirurgie les moyens d'exérèse les plus efficaces, et qui deviennent d'autant plus faciles qu'ils s'adressent au canal de l'urèthre.

LITHONTRIPTIQUES.

Il est jusqu'ici prouvé qu'on doit ranger parmi les espérances déçues celle de fondre la pierre dans la vessie; du moins l'expérience des siècles l'a consacré depuis Hippocrate, au temps duquel l'art de l'extraire par le fer était en quelque éclat. Si lorsque le couteau pouvait seul l'atteindre on lui cédait le pas, que sera-ce de nos jours, où l'acier tubé se glisse dans le canal étroit qui conduit à la vessie (et que les moyens dilatatoires n'élargissent que peu) pour y laisser développer, arrivé dans ce réservoir, les ressorts qui doivent enceindre la pierre et l'exposer, libre du contact vésical, au choc qui doit la briser? Cependant ces procédés, amenés au point de perfection que les Ségalas et les Leroy d'Etiolles lui ont donné, font encore trembler le calculeux que le jugement du cathétérisme vient de condamner à les subir. Est-il donc étonnant que des médecins placés vis-à-vis d'une maladie funeste ou d'une opération hasardeuse n'aient pas examiné tous les motifs pathologiques pour leur adresser par toutes les voies et par l'estomac, qui est la plus usuelle en thérapeutique, les médicaments qui devaient inespérément détruire le corps étranger interné? Si les injections vésicales faites avec des menstrues plus ou moins éprouvées ont réussi dans les mains des Stéphens, des Wyth, des Hartley, auxquelles J. Cloquet, aidé des moyens de fixité que prête la lithotritie, voulait ajouter la puissance de la douche, l'expériment par les premières voies n'était peut-être pas si éloigné d'être effectif. Et si les plantes servant de condiments potionnels, les eaux minérales salines, ferrugineuses, auxquelles on accordait la vertu lithontriptique, n'ont pas toujours ratifié ce beau nom, elles pouvaient, tendant à détruire dans l'économie la disposition calculeuse, ralentir leur accroissement. Ainsi le *Saxifraga tridactylites*, saxifrage; *Poterium sanguisorba*, pimprenelle; *Pimpinella saxifraga*, boucage, herbe-de-bouc; *Saxifraga granulata; Spiræa filipendula*, filipendule; *Psyllium allium media; Attriplex folio hastato*, aroche; *Peucedanum gallicum rarioribus et brevioribus foliis*, queue-de-pourceau; les eaux de Carlsbad, de Saint-Nectaire, de Vichy, de Contrexeville. Au cas où on leur refuse ce pouvoir, on ne pourra ne pas invoquer le secours des décoctions mucilagineuses de graine de lin, de racine de guimauve, de fénugrec, de *Psyllium*, qui, bues en abondance, facilitent le cours des urines, rendent plus perméables les conduits par lesquels l'appareil lithotriteur doit passer; et si enfin le lithotome pouvait seul ouvrir la voie par laquelle on extraira la pierre entière ou brisée, elles détergeront la vessie des grumaux de sang, des graviers, des fausses membranes et des résidus de la pierre broyée.

APPAREIL DES ORGANES DE LA GÉNÉRATION.

Chez l'homme, le pénis reconnaît à l'état humoral toutes les maladies qu'entraîne le virus vénérien dont nous avons exposé les phénomènes saillants dans l'histoire générale des virus, et les symptômes inflammatoires à l'état vasculaire. Ici comme dans les autres appareils organiques, ce ne sont pas les masses considérables, les corps caverneux par exemple, qui nous offrent les maladies les plus fréquentes, les plus tranchées et les plus rebelles : c'est comme aux autres sections organiques, dans les conduits revêtus d'une membrane muqueuse, c'est enfin le canal de l'urèthre. La gonorrhée, qu'il faut considérer ici, offre les signes d'une phlegmasie muqueuse des plus chroniques, puisqu'on ne la rencontre qu'après des infections réitérées, et chez des hommes au moins adultes, si ce ne sont des vieillards; car c'est la maladie qui peut affecter le plus de durée sans compromettre les autres parties de l'organisme, et même compatible du reste avec une très bonne santé. Un écoulement plus ou moins abondant d'un liquide puriforme plus ou moins manifeste, suivant les phases du jour, du matin et de la nuit, existant depuis trois ans, sept ans, dix-huit ans, vingt ans, quarante ans, constitue cette maladie et le genre humoral que nous lui attribuons. On lui oppose en médicaments potionnels les décoctions des divers sortes de racines, de bois et pampres qui suivent, qu'on soumettra à l'ébullition suivant la dose d'une poignée pour litre pendant vingt minutes, et administrées à raison de quatre verres par jour. Ces plantes et leurs parties sont : les racines de *Buxus sempervirens*, buis; *Ilex aquifolium*, houx; *Fragaria vesca*, fraisier; *Seseli coloratum*, séséli de Marseille; *Anetum graveolens*, anet; *Apium hortense latifolium*, ache; *Saxifraga rotundifolia*, saxifrage; *Eryngium campestre*, panicant; baies du *Taxus baccata*, thuya. L'eau froide, un litre, versée sur la térébenthine de pin, soixante grammes, et renouvelée chaque jour; quelques gouttes de l'essence dans un verre d'eau : ces deux potions ont été conseillées, surtout le matin à jeun, dans les cas rebelles.

Les diverses parties que le prépuce peut recouvrir sont souvent affectées d'ulcères, d'érosions qu'engendrent la malpropreté et d'antiques virus devenus constitutionnels. On voit aussi des pertuis qui traversent les membranes du scrotum, l'enveloppe tégumentaire de la verge; mais l'affection des corps caverneux ou de la substance du gland érodant la membrane fibreuse qui protège le lacis des vaisseaux dont le gonflement établit l'érection du pénis, ne trouvant plus de point d'appui, celle-ci ne peut avoir lieu, et d'ailleurs les hémorragies incessantes ont bientôt atrophié ces corps érecteurs, compromis la vie des malades et ruiné pour toujours l'espoir de procréer leur espèce. Les testicules, l'épididyme, le cordon des vaisseaux spermatiques plus que tout autre organe peuvent formuler des désordres sous l'État humoral. C'est dans ces mêmes organes qu'un des plus puissants virus s'est établi par infection, d'où il se répand et où il peut revenir. Les engorgements plus ou moins considérables de la glande principale, la douleur qui les a fait naître peuvent amener le skirre de cet organe, qui envahira bientôt le corps d'Higmorre et le cordon testiculaire. La décoction très rapprochée des grande et petite gentiane, suivant la quantité de quatre verres par jour, employée pendant bien des mois, m'a paru le meilleur remède. Les ulcères qui se forment dans l'aine peuvent donner naissance à des érosions, des destructions perpendiculaires de la peau qui laissent à nu le tissu cellulaire et les parties sous-tégumentaires. Le défaut de ton de ces plaies et leur origine virulente met sur la voie de l'emploi des racines amères, des bois sudorifiques et des plantes antiscorbutiques, dont on prépare des décoctions rapprochées qu'on administre à la dose de quatre verres par jour. Dans ces cas de diathèse vénérienne, où le mercure est inefficace, l'eau de feltz, où entre le sulfure d'antimoine, la salseparoille et l'ichthicolle, est utile.

ORGANES DE LA GÉNÉRATION CHEZ LA FEMME.

Larges surfaces de membranes muqueuses peu modifiables hygiéniquement, mais en butte à tous les accidents de la pesanteur et du choc des corps; pivot critique sur lequel roulent beaucoup d'acceptions humorales qui doivent le modifier plus que tout autre système, et surtout dans les villes où les accidents de tout genre : le déclassement des matériaux hygiéniques, le veille pendant la nuit, le sommeil durant le jour, la danse, l'équitation, l'excès effrené des plaisirs érotiques, les hauts vins, les mets excitants et variés, un air impur, les tourments de la jalousie, du jeu, de l'ambition, ébranlent l'économie, et, venant se perdre sur des organes toujours excités, ne font point naître d'autres maux appréciés par le médecin que n'en pouvait prévoir le philosophe.

La sale leucorrhée qui, sans le mystère, pourrait apaiser bien des ardeurs, redresser bien des jugements, équilibrer bien des fortunes, qui naît à la surface de la muqueuse du vagin, souille les grandes lèvres, pénètre dans la cavité de la matrice, dont elle extrait des exhudations muqueuses, crêmeuses, purulentes, pendant des années entières, jusqu'à ce qu'elle affecte le col utérin, dont le simple et mince aspect fera bien ressouvenir dans les hypertrophies, les détritus, les dégénérescences dont il deviendra l'objet, par les hémorragies à grande dose et répétées, les flux spontanés, rapides de fluides limpides et méphititiques, les écoulements purulents, que lui aussi pouvait à l'état physiologique se dilater et se restreindre, être permée par un fluide rouge critique mais normal. Et que ce n'est pas en vain qu'on a tenté son passage pour y faire refluer l'élément lacté dont le cours était tracé, la destination précise, et pour y trahir l'espérance qu'avaient dû faire naître l'amour et la fécondité.

L'étendue de ces désordres se traduit à l'extérieur par des sécrétions auxquelles on oppose en remèdes potionnels des décoctions rapprochées de l'*Urtica urens*, ortie brûlante; *Urtica pilulifera; Geranium sanguineum*, bec-de-grue; *Nærium columbinum*, pied-de-pigeon; *Nærium robestianum*, herbe-à-Robert; *Polygonum latifolium*, traînasse; *Symphitum consolida major*, grande consoude, suivant qu'il sera utile de modérer le cours des hémorragies ou de les suspendre, de faire fluer les écoulements et de les tarir.

SKIRRE DE L'OVAIRE ; HYDROPISIE ENKISTÉE.

Ce n'est pas toujours à nos dérèglements qu'il faut demander compte des méfaits morbides : une complexion congéniale défectueuse, des accidents peuvent altérer l'organisme mécanique, d'où peuvent naître bien des désordres. Le skirre, si redoutable dans les organes externes, le sera-t-il moins quand, en apportant la dégénérescence dans un ovaire qu'il hypertrophiera, il sera devenu inaccessible. L'amplitude de cet organe, par la sérosité sécrétée, reconnaîtra-t-elle quelques modificateurs en remèdes potionnels? L'innocence condimentaire que doit comporter cette méthode de traitement n'admet guère l'élément actif et destructeur nécessaire pour combattre de pareils maux. Cependant, dans les ombellifères, qui recèlent ce précieux remède, certaines des plus inermes : le cerfeuil, le persil laiteux, l'œnanthe des marais, peuvent être employés en infusion comme assesseurs de leurs congénères plus puissants.

SKIRRE MAMMAIRE.

La glande mammaire et le testicule sont les seuls organes qui, pourvus de fonctions sécrétives, soient exposés aux agents extérieurs du froid, de l'humidité; les chocs et la pression tendent à faire naître des engorgements en même temps qu'ils en empêchent la résolution. Il n'est donc pas étonnant que ces deux organes, et particulièrement la mamelle, qui s'oppose à tous les mouvements fortuits, ne voyent leurs tissus s'hypertrophier, s'indurer par l'agglomération des sucs qu'y entraîne l'irritation; et, lorsque l'accroissement et la densité sont arrivés à leurs limites, un travail désorganisateur s'ajoute et vient former des tissus nouveaux. Quoi qu'il en soit de cette explication, les cotylédons mammaires une fois hypertrophiés et durcis deviennent douloureux, et, par ce surcroit d'excitement, l'organe prend un volume plus considérable. Les ganglions de l'aisselle, des flancs, se gonflent et indiquent, par des traînées rougeâtres que c'est par le canal des vaisseaux lymphatiques qu'ils ont participé au mal principal. La tension augmentant sans cesse avec la douleur, le travail abcessif qui va naître, ne donnera pas un liquide blanchâtre et dont l'issue critique apaisera l'orgasme morbide. Sa couleur noire, la sanie qui s'y mêle corrodera les bords de l'ulcère par lequel il s'est fait jour, et par son contact ne fera qu'ajouter à la souffrance qu'éprouvent les téguments, dont l'aspect livide témoigne assez du trouble qui leur est sous-jacent. Les mêmes plantes ombellifères invoquées dans le traitement du skirre ovarique conviennent ici. Mais l'art possède aussi d'autres moyens plus efficaces qu'il unit avec le fer et le feu.

PÉRITONITE CHRONIQUE.

Les résultats de cette inflammation éclairent souvent son diagnostic lorsque déjà il n'est plus temps d'invoquer les remèdes qu'on lui oppose. A cette époque encore son diagnostic différentiel pourrait être obscur, si les commémoratifs ne venaient l'éclaircir. Quelle différence y a-t-il entre les collections liquides qui se forment dans le bas-ventre et se portent dans les parties déclives des flancs lorsque le malade est couché, ou dans l'hypogastre lorsqu'il est debout ou assis, qu'elles soient produites par une inflammation de quelques jours ou de quelques années? Aussi bien la thérapeutique accepte-t-elle à profit les mêmes phénomènes antécédents et laisse aux forces absorbantes qu'elle excite le soin de faire rentrer dans le torrent circulatoire ces sérosités plus ou moins opaques; car dans les épanchements lactés de la fièvre puerpérale l'extension de ces fluides confine aux malléoles, et la légère tension de l'abdomen et l'œdème remarqué dans les membres inférieurs se dissipent avec le mouvement d'intussusception qui succède à l'état fébrile. Mais à l'état chronique, ce secours serait vainement invoqué; les amas de gaz dans l'estomac et les intestins peuvent bien se dissiper, et les fluides sécrétés par le péritoine enflammé aux abords d'un viscère ou dans sa totalité ne seront résorbés que dans un rapport toujours moindre avec l'exhalation. Le même travail de cohésion entre les surfaces enflammées se voit aussi, mais détermine une union beaucoup plus exacte des viscères, et cette modification, se parachevant sans cesse, tend à faire corps de la masse viscérale compromise, des tubercules formés, des skirres développés, tandis qu'elle amincit les parois abdominales, les tuniques intestinales qu'elle rend adhérentes aux téguments extérieurs, fait communiquer la capacité du ventre inférieur avec l'intestin qu'elle perfore, et ajoute à la masse fluide déjà trop étendue des liquides d'ingestion qui la feront varier encore dans sa consistance et sa coloration.

La phlegmasie n'est pas toujours générale : elle s'établit sur un point des organes de la génération; l'ovaire s'étend avec le nombre des globules, soit kistes ou hydatides qui s'amoncellent. Ici l'hydropisie part d'un point plus profond et devient toujours générale. Mais l'urine, en s'épanchant des reins, des uretères par défaut congénial ou par l'effet des plaies pénétrantes, établit un autre genre d'hydropisie qui ramène l'inflammation chronique, quand les obstructions du foie, l'hypertrophie de la rate la propagent d'un point circonscrit à toute l'immensité du péritoine. Il y a peu et souvent il n'y a point de remèdes à toutes ces formes du mal. Dans les cas susceptibles de quelques modifications, on a vu les cynarocéphales, les composées, les lychnis, les hépatiques, employés sous forme de décoction, d'infusion, aider à la disparition de ces liquides lymphatiques, quoique l'art emploie des remèdes plus énergiques sous la forme purgative. Quant à l'hydropisie enkistée, tous ces moyens sont de bien petit poids, et l'incision des ovaires conseillée par Hévin vient ici appuyer ma proposition pour l'extirpation des skirres ovariques, car Ledran jugeait toujours ces affections réunies.

APPAREIL DE L'INNERVATION.

Des différentes enveloppes de la masse encéphalique l'une, la dure-mère, est sujette à des végétations qui ont reçu le nom de *fungus*. Elles naissent à sa surface externe et hémisphérique supérieure à l'âge d'environ cinquante ans ordinairement chez l'homme; commençant par une excroissance très légère, elles augmentent de volume à la longue. Pendant cet augment, les malades éprouvent des vertiges, de la torpeur, de l'insensibilité. Mais, lorsque la voûte du crâne dans laquelle elles tendent à se placer est érodée dans la table interne et jusque dans le diploé, elles se logent dans l'enfoncement qu'elles ont formé, et les maladies causées par leur pression sur l'encéphale se dissipent. En cas où le diagnostic pourrait être établi, cette maladie ne serait modifiable que par la chirurgie.

RAMOLLISSEMENT DU CERVEAU.

Plutôt effet que cause de nos douleurs, les altérations organiques sont rarement le pivot sur lequel tournent nos prévisions pathologiques. On peut faire cette exception pour le cerveau, et c'est la seule aussi à laquelle nous ayons sacrifiée; car, répondant à tant de démonstrations morbides qui ne se rattachent qu'à son seul ramollissement, son étude est avantageuse en ce que l'agent thérapeutique qui pourrait le modifier fera taire tous ses fâcheux résultats. Les principaux sont quelques monomanies, l'aliénation sénile, (état d'enfance), la paralysie, beaucoup de névralgies. On reconnaît cet état général sans qu'il se joigne à des maladies si graves, à l'hébétude des sujets, à leurs yeux ternes, à la jauneur du teint, à l'absence de consistance du pouls. L'emploi des plantes vulnéraires : du *Plantago major*, grand plantain; du *Thlaspi bursa pastoris*, tabouret, en infusion ou ébullition saccharinée, est le seul remède indiqué, et qui soit agréable aux malades.

APOPLEXIE DE LA MOELLE.

(TIRÉE DE LA MÉDECINE PITTORESQUE, D'APRÈS LE PROFESSEUR CRUVEILHIER.)

« Si les affections de la moelle épinière sont encore peu connues, si plusieurs sont presque entièrement ignorées, si celles que l'observation a constatées n'ont pas encore été décrites d'une manière satisfaisante, la cause en est sans doute à la négligence qu'on a mise à explorer cette partie dans les autopsies faites en apparence avec le plus de soin, soit à cause de la persuasion où l'on pouvait être de l'inutilité d'un pareil examen, soit à cause de la difficulté de la mettre à découvert. Il n'est donc point étonnant que les maladies de la moelle de l'épine se soient primitivement dérobées aux recherches de l'homme de l'art, puisqu'on avait négligé les seuls moyens de la constater. A l'exception de quelques cas d'hydrorachis et de blessures, à peine trouve-t-on dans les auteurs quelques aperçus sur les altérations du prolongement rachidien et de ses enveloppes. Cependant, lorsqu'on vient à réfléchir sur la grande influence que doit exercer sur toute l'économie un organe aussi important à la vie, il est impossible de ne pas demeurer convaincu que ses maladies doivent être bien multipliées. » Une des plus rares est sans contredit l'apoplexie de la moelle, que M. le professeur Cruveilhier regarde comme une hémorragie spontanée, semblable à celle qui survient dans l'apoplexie du cerveau. Suivant cet habile anatomiste, elle en diffère par un défaut d'instantanéité, et sous ce rapport a une plus grande affinité avec le ramollissement du cerveau,

« L'apoplexie de la moelle s'annonce ordinairement par une douleur vive qui se fait sentir à l'endroit où est le siége de l'épanchement. Cette douleur, que le malade compare à celle d'un rhumatisme, s'étend aux membres sous la forme de fourmillement douloureux et est bientôt suivie de paralysie complète du sentiment et du mouvement; mais comme ces phénomènes s'observent également dans la compression du cerveau, il est toujours difficile de les distinguer de ceux qui se manifestent dans ces sortes de cas; on peut même confondre l'apoplexie de la moelle avec l'arachnite spinale. » Si la maladie n'a pas frappé avec assez de violence pour enlever toute espérance, on fera bien d'administrer au malade le sirop de vinaigre étendu dans une assez grande quantité d'eau chaude ou froide.

HYDROCÉPHALE ET TUMEURS AQUEUSES DE L'ÉPINE.

(EXTRAIT DE LA XIIe LETTRE DU *Traité de Sedibus et causis Morborum.*)

« Quoique le mot hydrocéphale soit un, il indique néanmoins, comme vous savez, des affections nombreuses, si différentes entre elles par leur siége et par leurs effets. D'abord, pour abréger le plus possible, il désigne une congestion d'eau entre le crâne et les téguments. Ensuite il indique une accumulation de ce même liquide dans l'intérieur du crâne, soit que cette cavité se trouve agrandie par l'écartement des os, comme cela arrive sur les fœtus et sur les enfants; soit que, sans écartement des os, elle reste telle que nous la voyons à un âge fait. Mais de quelque manière que l'eau s'accumule contre nature dans la cavité du cerveau, et quelle que soit sa source, elle pourra certainement, si ce viscère ne forme pas encore un corps concret, empêcher sa concrétion par sa position intermédiaire; ou, s'il est déjà solidifié, elle pourra, en s'insinuant entre ses parcelles, les séparer insensiblement, jusqu'à ce qu'elle soit parvenue aux plus petites parties qui se mêlent facilement avec l'eau, et qu'on ne peut plus distinguer d'avec elle. Vous avez un exemple évident de cette séparation graduelle, mais non pas encore terminée, sur un hydrocéphale nouveau-né que Ch. Vater disséqua, et sur lequel il vit l'un des hémisphères du cerveau dilaté par de l'eau, et creusé en forme de chou pommé; les ventricules n'existaient pas; il n'y avait point d'anfractuosités; mais des fibres blanchâtres et très engorgées par de la sérosité se voyaient depuis la base et le tronc de la moelle épinière dans toute la masse cérébrale, comme les vaisseaux lactés dans le mésentère; elles étaient distribuées d'une manière très serrée dans la substance corticale, et elles s'unissaient et s'entrelaçaient par des rameaux de mille manières dans leur trajet. Mais il peut s'accumuler de l'eau dans le canal vertébral, soit qu'elle vienne de la cavité du crâne, soit qu'elle soit sécrétée dans son intérieur; de sorte que tantôt il y a à la fois hydropisie des deux cavités, et tantôt d'une seule, ce qui s'opère sur les fœtus et sur les enfants comme sur les adultes, mais beaucoup plus souvent sur les premiers, parce qu'il est connu que sur eux les os des vertèbres comme ceux du crâne peuvent facilement céder et cèdent réellement : il se forme ainsi une fente, tantôt dans quelques vertèbres, tantôt dans toutes, et, l'eau pressant les enveloppes de la moelle de l'épine, il se développe à la partie postérieure de l'épine une tumeur plus ou moins grande qui est analogue à l'hydrocéphale. Or, les os des vertèbres se fendent principalement à l'endroit qui doit être le siége des apophyses qu'on appelle épineuses, non seulement, comme on le croit, parce que les os y sont alors désunis (car ils le sont également sur les côtés, où ces apophyses s'unissent aux corps des vertèbres), mais aussi, selon moi, parce que la résistance des muscles et des tendons est beaucoup plus faible à l'endroit des apophyses épineuses que sur les côtés. Mais pourquoi cette tumeur se manifeste-t-elle très rarement à la partie inférieure et externe de l'os sacrum comme l'a remarqué Ruisch, qui s'étonnait qu'elle ne fût pas plus fréquente à cet endroit, attendu qu'il est toujours ouvert dans l'état naturel? Je crois que cela vient de ce que le canal formé par la dure-mère, contenant, même naturellement, ce qu'on appelle la *queue de cheval* avec une certaine quantité d'eau, comme je l'ai dit ailleurs, ne descend point jusqu'à cette partie basse et ouverte. Cependant, quelquefois cette membrane, poussée en bas par la cause morbide, peut parvenir jusque là, et former par sa distension en dehors une tumeur de cette espèce. Ruisch en a vu une à cet endroit, et je sais qu'une autre a été remarquée non loin d'ici les années précédentes sur un enfant; d'un autre côté Genga en observa et en ouvrit une avec un bonheur bien rare et qu'on ne doit pas facilement espérer pour ces sortes de tumeurs. Il y a eu aussi des auteurs qui ont cru que la tumeur dont il a été parlé plus haut, et qui fut guérie par Genga, à la région du coccyx, était remplie d'une humeur qui s'était frayé un chemin de la cavité du crâne jusque là par de petits conduits, entre les os et la dure-mère. Mais lorsque, par le secours de l'anatomie, on aura reconnu avec le célèbre Fantoni la difficulté de la chose, et qu'on aura réfléchi en outre à la prompte sortie de la sérosité de la tumeur, aussitôt qu'on comprimait l'occiput avec la main, on ne voudra pas assigner à ce liquide une autre voie que celle qui a été préparée par la nature elle-même entre les méninges en même temps qu'on attribuera, dans ce cas, la guérison en grande partie à l'âge de cet enfant (quatre ans), et à ce que la cause du mal était externe et non pas interne; car la cause interne, surtout celle qui est constitutionnelle, blesse longtemps et plus profondément les parties liquides et solides, et elle agit sur ces dernières avec d'autant plus de force qu'elles sont plus molles et qu'elles s'éloignent davantage de la fermeté qu'elles présentent à un âge plus avancé. A cela se joint une autre considération, c'est que la queue de cheval ne descend pas jusqu'au coccyx; ce qui fut peut-être cause que Ruisch ne vit aucun enfant parmi tous, ou du moins parmi presque tous ceux qui furent attaqués de ces sortes de tumeurs (ce dont vous vous convaincrez si vous lisez l'observation suivante), qui survécut aussi longtemps que celui qui portait la sienne au coccyx. Dans ce cas, en effet, il n'arrive pas qu'un aussi grand nombre de nerfs soient fléchis en dehors, ou chassés, ou blessés, ou rompus; or, de leur lésion, naît la faiblesse des membres inférieurs et la paralysie de ces derniers, que vous trouverez mentionnés dans la plupart des exemples de tumeurs lombaires citées plus haut, ainsi que dans d'autres que je passe sous silence, et parmi lesquelles vous en lirez deux de J. Burn dans les éphémérides des *Curieux de la Nature*. De plus, la paralysie du sphincter, de l'anus et de la vessie aurait été reconnue et notée plus souvent, si plus souvent les enfants pouvaient vivre longtemps avec cette maladie. Mais ils ne le peuvent pas pour différentes raisons, et fréquemment à cause des convulsions qui sont la conséquence de ces lésions de nerfs; et leur mort est encore plus prompte si, en ouvrant la tumeur, on pique ces nerfs, ou si on les expose aux injures de l'air. »

Ces maladies se développant chez des enfants d'une constitution scrofuleuse, les amers sont conseillés en tisane : le houblon, la chicorée, la gentiane; on pourrait très bien invoquer aussi le secours des cynarocéphales.

TÉGUMENT CRANIEN ET MALAIRE.

Achores. — Il naît dans les mois de la première enfance sur les joues, à la circonférence du pavillon de l'oreille (hélix), entre le côté externe de ce pavillon et la peau qui entoure le conduit auditif, couvre l'apophyse mastoïde, et désine jusqu'au-dessous du lobule, des boutons qui s'étendent sur les joues, au menton, et qui par leur étendue, leur nombre, fournissent un produit humoral qui se compare parfaitement à la gourme, qui vient plus tard à la partie postérieure et inférieure du crâne, s'étend sur le cuir-chevelu, et dont l'existence doit être plutôt favorisée que détruite. Cette éruption, née sous la première influence qu'exercent les germes des dents, revient lorsque la pousse des dernières s'annonce par le gonflement des gencives, l'agrandissement des arcades alvéolaires (qui changent déjà la physionomie des enfants en une apparence juvénile). Ainsi, aux deux périodes extrêmes de l'évolution dentaire, un travail phlegmasique purulent s'établit à la face et aux oreilles dans le premier âge, derrière les oreilles seulement dans le second, et porte dans l'un et l'autre le nom d'*oreillons* à cause du genre de pansement qu'il nécessite. Mais si les premiers peuvent se confondre avec la gourme, ceux-ci se compliquent ou plutôt se confondent avec l'exhéma. Comme dans toutes les éruptions cutanées et extérieures, le précepte de l'art est de les favoriser par un pansement légèrement excitant, et à donner à la nourrice quelques verrées par jour d'une forte ébullition de pampres amers, de fleurs de houblon, qu'on administre immédiatement à la seconde époque.

TÉGUMENT FACIAL.

Achné. — C'est cette manifestation exanthématique qui se produit en boutons purulents au front des jeunes filles déjà pubères et des garçons. Elle se distingue de la couronne de Vénus en ce que l'une vient de la continence et l'autre de la vérole. Pour la reconnaître, la fraîcheur du teint qui accompagne les premiers, leur expansion générale sur le front, la disparition des vestiges qui pourraient retracer le passage de boutons plus anciens en sont le sûr gage; tandis que la couronne de Vénus se rencontre sur un teint blazé, se montre au sommet du front près de la racine des cheveux, et laisse une multitude de marques bronzées qui indiquent, avec la persistance des boutons présents, la disparition de plus nombreux encore. Mais il faut dire que les mêmes remèdes leur conviennent également : c'est dans les cynarocéphales qu'on les rencontre, du moins comme condiments potionnels.

MENTAGRE. — *Sycosis menti, varus mentagra.* — Pline rapporte que de son temps il venait d'apparaître plusieurs maladies ignorées en Europe, à Rome même, et dans les lieux circonvoisins. La première qu'il cite, et où il répète qu'elle n'avait point été vue dans toute l'Italie, en Illyrie, dans les Gaules, l'Espagne, ne se caractérisait pas par la douleur ni par un grand danger de la vie, mais apportait tant de dégoût et de honte qu'on lui préférait la mort. Le nom grec *lichénées* fut donné à cette grave maladie; mais comme elle prenait naissance au menton, par un motif de moquerie, comme il arrive à certains esprits dans les calamités étrangères, on lui laissa le nom de *mentagre.* Mais elle se répandait bien vite sur la face, du moins chez plusieurs, laissant les yeux intacts, descendant sur le cou, la poitrine, les mains, qu'elle souillait de furfures abondantes. Il rappelle que cette maladie contagieuse n'avait pas été connue de leurs ancêtres; que ce fut au milieu du règne de Tibère (Claude-César) qu'elle fit irruption en Italie, et que Pétrusius, écuyer romain, faisant fonction de questeur en Asie, où elle venait d'apparaître, l'en avait rapportée. Les femmes n'éprouvaient point cette contagion, les esclaves ni le menu peuple, pas même la classe moyenne; mais les grands la contractaient promptement par le baiser, dont on se saluait, ceux surtout qui étaient valétudinaires ou qui venaient d'éprouver quelques blessures. Le remède existait dans la cautérisation; mais, à moins qu'elle ne fût très étendue, on n'était point en garde contre sa rénovation. Cette maladie, de nos jours, se présenta d'une manière beaucoup moins sévère. On voit, particulièrement chez les hommes barbus, de petites papules, qui deviennent bientôt pustuleuses, naître sur le menton, persévérer quelque temps, se dessécher et tomber par squammes. Quelquefois, par le défaut de soins, des tubercules se sont formés, et la maladie s'agravant a pu reproduire le dégoût qu'inspirait, au temps de Pline, cette dartre contagieuse. Les remèdes potionnels sont dans les racines, les pampres et les fleurs amères, soumises à une forte ébullition dans l'eau, et pris pendant le temps que dure cette éruption.

ECZÉMA.

Quoique le nom de dartre squammeuse doive faire ranger cette maladie dans les attributions générales que nous donnons aux dartres, l'allure particulière de celle-ci doit la faire considérer séparément. Elle se développe sur toutes les parties du corps; mais c'est au crâne, aux oreilles, aux tempes, aux joues, au front, que son séjour est le plus pénible, et que nous l'envisageons ici. Après un léger prurit, des vésicules amoncelées, nombreuses, se montrent sur une partie de la peau, quelquefois occupant un léger espace ou s'étendant sur la totalité du cuir-chevelu, tantôt formant une couronne qui suit ses limites. Elles peuvent durer quelques jours, s'affaisser, se dessécher et tomber; mais ordinairement elles sont suivies d'un écoulement de sérosité abondante qui persiste pendant des semaines, des mois entiers. Au cuir-chevelu il y a plus de rougeur, de chaleur, de cuisson, la peau se fendille; mais tous ces phénomènes semblent disparaître instantanément, et reparaissent bientôt avec une exacerbation nouvelle. Les moyens potionnels ne sont qu'adjuvants. Les applicata et les dérivatifs sont plus efficaces.

ORGANES DES SENS.

Esthiomène, *Lupus exedens.* — Il naît sur les joues, sur les ailes du nez, au point de réunion des cartilages latéraux, des boutons proéminents qui paraissent formés par un boursouflement du derme. Ils ne tardent pas à s'éroder et à former en petite quantité un pus ichoreux; mais les téguments changeant leur couleur normale contre des teintes livides, blanches, rouges, ils s'amincissent graduellement, et les tubercules qui se sont formés se confondant amènent la destruction de la peau, des couches sous-jacentes, des cartilages, des os. L'appareil extérieur de l'olfaction peut disparaître, ne laissant que deux trous au niveau des pommettes qui indiquent l'entrée des voies aériennes (si toutefois les préceptes de l'art contre les cicatrisations vicieuses ont été suivis), mais encore le palais et l'entrée des fosses nasales sont labourés profondément, le voile du palais détruit : d'où passage des matières liquides et solides du pharynx dans les voies nasales. Enfin ce chancre rongeant ne sera pas limité par ces mutilations, si le traitement interne et externe le plus actif ne vient le combattre. La perfection remarquée pour le traitement général indiqué dans la *Médecine pittoresque* et extraite de M. Rayer nous le fait copier textuellement : « Lorsque le *lupus* attaque les individus mous ou évidemment scrofuleux, on leur fait prendre avec succès tous les matins une cuillerée d'une dissolution d'hydro-chlorate de chaux dans les proportions d'un gros par litre d'eau ; tous les huit jours on augmente d'une cuillerée, et on peut porter progressivement la dose de la solution jusqu'à deux cuillerées par jour, et même plus avec avantage. Cette solution est préférable à l'hydro-chlorate de baryte, dont l'activité est à redouter. On peut aussi avoir recours aux eaux et aux préparations ferrugineuses, ou, suivant M. Rayer, à une poudre composée de carbonate de fer, de quinquina et de cannelle. Quelques praticiens recommandent le carbonate et le sulfate de fer. Les bains sulfureux administrés tous les jours pendant un mois ou deux, et dans lesquels le malade reste plongé pendant plusieurs heures, sont aussi un moyen puissant de modifier la constitution des individus mous et scrofuleux. On emploie encore avec succès les amers, tels que le décoctum de gentiane, l'élixir de Peyrille, le sirop antiscorbutique et toutes les préparations iodées. Des aliments de bonne qualité, l'usage modéré d'un vin généreux, l'habitation dans un air vif et salubre, sont aussi des modificateurs puissants de ces espèces de constitution. »

Ophthalmie purulente. — Ici ce n'est plus le trouble mécanique, l'inflammation aiguë de l'organe discret menaçant d'envahir l'encéphale. Tous ces maux peuvent naître, mais ils ne se présentent que tard, et seulement dans le cas d'insuffisance complète des méthodes de traitement. Cependant, un appareil morbide aussi désastreux, la purulence remplaçant les larmes, la rougeur obscure de la cornée permutant avec la couleur nacrée, le trouble de la vision à la place de la sûreté du regard, la gêne et la douleur qu'éprouve la conjonctive faisant gonfler et rougir les paupières, rendant le contact de la lumière douloureux, ne sont pas des preuves seulement négatives de l'influence morbide, et si les taies formées sur la cornée transparente, l'albugo qui doit à toujours obscurcir la vue, le chémosis et le cancer qui aggravent la douleur n'en sont pas toujours la suite : puisque la phlegmasie de la conjonctive avec production de pus est une des maladies du cours le plus long, et que par une propriété inouie cette membrane muqueuse accomplit ce travail dégoûtant et pénible avec une longue impunité, échangeant souvent tout cet appareil de souffrance contre l'intégrité fonctionnelle dans les cas d'intermittence complète ou permutant d'un œil à l'autre, quand elle est solitaire, le désordre de la maladie avec le bien-être sanitaire. Quelle plus riche indication, surtout si elle se rencontre dans de jeunes sujets, non pas de l'âge le plus tendre, chez les enfants à la mamelle où son cours n'éprouve que peu de variations, non plus que chez les vieillards, cas où il faut redoubler d'activité et faire succéder les différentes méthodes; car l'imbibition des décoctions de pampres et de fleurs amères données à la nourrice de l'enfant malade, et ces mêmes tisanes fortes de chicorée, de pissenlit, de fleurs de houblon qu'on fait prendre au vieillard, ne peuvent qu'aider l'action des saignées dérivatives, des applications émollientes, détersives, excitantes, et préparer pour l'effet des cathartiques qui peuvent alors accorder le mieux-être, à moins de causes vénériennes qui doivent être détruites par le spécifique; car l'affection strumeuse que concerne une grande partie de cette description vient d'entendre son traitement complémentaire.

Aurite. — L'écoulement du pus provenant du conduit auditif et s'écoulant de la conque par le détroit qui sépare le tragus de l'antitragus constitue, nonobstant les profondeurs de l'organisme d'où il part, les maladies que nous décrivons. Qu'il vienne comme dans la première enfance de la seule membrane muqueuse qui revêt le conduit auditif et la surface extérieure de la membrane du tympan, qu'il peut finir par éroder avec la persistance de sa production, et déterminer par la destruction de cet opercule l'entrée de l'air et des corps ambiants dans la cavité de l'oreille interne, ce qui sera une nouvelle source d'humeur anormale et qu'on remarquera dans un âge plus avancé; soit que le principe catarrhal doive sa naissance à une âcreté des humeurs acceptée des parents, cherchant à se faire jour dans la première enfance, débutant spontanément, ou succédant aux convulsions encéphaliques : si l'on néglige cette manifestation morbide, il pourra en naître, après la pénétration dans la caisse, la destruction des osselets, le dessèchement de la lymphe de Cotunni, et conséquemment la surdité; quand la carie de cette masse osseuse résistante, faisant sympatiser morbidement les membranes cérébrales, amènera des suffusions sanguines, d'où paralysie, si ce n'est apoplexie mortelle. La cause strumeuse est pour beaucoup dans le développement de cette maladie dégoûtante et infecte, car les enfants rachitiques y ont été presque tous en butte; mais la maladie vénérienne transmise ou développée peut en répéter beaucoup. C'est donc à ces fauteurs qu'il faudra adresser les moyens potionnels externes, et la thérapeutique entière est souvent insuffisante pour les détruire.

APPAREIL DU MOUVEMENT.

Sous l'État humoral ces organes voient les maladies les plus graves. Ainsi les os sont sujets à toutes les anormalies mécaniques que les puissances physiques pourraient produire : tantôt la régularité des formes s'éclipse, les os long se courbent, les os courts de la colonne vertébrale s'éloignent dans des sens opposés de l'axe du corps. En somme le corps se raccourcit, les fonctions internes s'altèrent par le réceptacle difforme dans lequel les viscères sont obligés de se mouler. Il est rare cependant que l'incurvation des os longs, particulièrement des membres inférieurs, ne disparaisse en grande partie par les progrès de l'adolescence, et plus rare encore qu'elle soit concomittente à la torsion de la colonne vertébrale dans laquelle les moyens orthopédiques employés dès le début du ramollissement régularisent la rectitude de la taille.

Ostéo-sarcôme. — Un autre genre de mollesse ou plutôt de fragilité se rencontre dans le squelette entier ou dans quelques appendices du tronc. Dans ce dernier cas, c'est l'espèce de cancer des os qui peut amener leur fracture avec la plus grande facilité, ou dans le premier, les malades pénétrés du sentiment d'une faiblesse profonde sont retenus dans leurs lits et traités pour d'autres maladies indépendantes; et ce n'est qu'à leur mort qu'on reconnaît le désastre de leur organisation.

Spina-ventosa. — (*Institution de Chirurgie d'Heister*). « J'entends par le mot de spina-ventosa une corruption, érosion ou carie de l'os, produite spontanément par des humeurs nuisibles et le plus souvent sans cause extérieure, qui commence non à la surface de l'os, comme la carie, mais entre les lames du tissu cellulaire ou l'intérieur même des os; qui s'étend ensuite par degrés et successivement vers l'extérieur, et fait élever en tumeur toute la substance de l'os ou seulement une partie plus ou moins considérable de sa circonférence. Cette tumeur est assez souvent dure au tact, et quelquefois indolente; dans la suite elle paraît remplie d'air, avec une douleur tantôt légère et tantôt plus vive; à la longue la douleur devient pungitive et rougeâtre, la tumeur rougit, le mouvement de la partie est plus ou moins empêché, et il survient plusieurs autres symptômes très graves; enfin l'os même est insensiblement corrodé, ainsi que la peau et les parties molles qui la recouvrent, et qui avaient conservé jusqu'alors leur intégrité. En s'ouvrant elles présentent un ulcère du plus mauvais caractère, accompagné d'une grande destruction dans l'os. Quelquefois la tumeur osseuse, comme nous l'avons déjà dit, reste dure et ne s'amollit point; elle ne rougit ni ne s'enflamme et demeure indolente, comme on le voit assez souvent chez les rachitiques et dans d'autres cas; elle est alors plus bénigne, ne s'altère pas si facilement et n'entraîne pas de symptômes si redoutables, aussi longtemps du moins qu'elle persiste dans cet état. C'est cette tumeur que Severinac appelle *pædarthrocace*, comme on l'a déjà dit, soit parce qu'elle attaque particulièrement les enfants, soit pour la distinguer du spina-ventosa des Arabes. On peut donner le nom de spina-ventosa aux tumeurs osseuses douloureuses et rouges qui affligent également les enfants et les adultes, et quand elles viennent à s'ouvrir ceux de cancer, de gangrène des os, de teredo. Ces maladies ont ordinairement leur siége dans les grands os, vers leurs extrémités ou les épiphyses ou en tirent du moins leur première origine, parce que leur substance est d'un tissu plus tendre et plus spongieux dans cet endroit. »

Dans des maladies aussi désespérées, le traitement doit commencer aussitôt qu'on observe le plus léger gonflement : par les tisanes amères de racine de gentiane, de patience, de bardane, les cynarocéphales, et pour varier de fortes infusions de houblon et de chicorée.

Exostoses. — Si les os se courbent, se rompent ou se gonflent sous l'influence des virus scrofuleux et vénériens, ils peuvent prendre par place une augmentation de volume. Des tumeurs osseuses du nom d'*exostoses* s'élèvent sur la voûte du crâne, sur la clavicule, au sternum, à la face antérieure du tibia. Ils peuvent aussi accroître leur volume dans tous les sens : c'est l'hypertrophie régulière des os du crâne et de la face, et dont il y a jusqu'ici peu d'exemples. Quelques crânes énormes rencontrés dans des gissements assez profonds auraient fait penser à des hommes d'une taille prodigieuse, comme les effigies obtenues par le plâtre en peuvent donner l'idée; mais une femme malade de la gigantogénésie, admise dans les salles de l'Hotel-Dieu, chez laquelle on put étudier la marche régulière de cette maladie, ne laisse plus de doute sur la cause des parois énormes de quelques crânes épars. Heureusement que nous sommes plus heureux dans le traitement des exostoses ordinaires, que les remèdes héroïques font disparaître assez facilement; car cette dernière ne connaît point de remède.

Carie. — Chaque organe sent et souffre suivant son mode de vitalité. L'irritation amenée sur la peau apporte avec la souffrance une modification tactile. L'encéphale ne témoigne la douleur que par les convulsions. Les os, quoique très sensibles dans certaines lésions morbides, commencent et parachèvent un travail de destruction totale sans que la douleur en ait quelquefois averti. Mais si tous les os du corps humain peuvent être attaqués de cette lente destruction, elle ne s'effectue pas d'une manière identique : la carie dans les os plats attaque la surface externe, les corrode, les détruit comme un acide attaque un minéral. Dans les os longs, elle détermine une phlegmasie lente de la membrane médullaire dont elle altère le produit; bientôt les os deviennent le siége d'un sentiment inaccoutumé. Le tissu cellulaire qui les environne, la peau qui les couvre deviennent douloureux; ils se tuméfient, et cette dernière rougit. Tous les signes de l'inflammation aperte se montrent et aboutissent au travail abcessif dans lequel les portions de périoste épargnées se trouvent animées d'une sensibilité exquise et correspondante à celle de la membrane interne. L'os circonscrit par tous les points éprouve l'effet que nous citions d'abord pour les os plats. Certaines parties de sa continuité sont attaquées par une usure qui continue de s'étendre, rendant l'os inhabile à ses fonctions, et en formant un foyer de douleur et de trouble général. Dans les os courts, le travail redevient insensible comme dans les os plats; les signes sympathiques doivent seuls l'annoncer. La carie des os de la colonne vertébrale s'effectue sur un point de sa longueur, n'attaque qu'une ou deux vertèbres moyennes dorsales, ne respectant ni les cartilages diarthrodiaux ni les tissus ambiants. Elle arrive à la destruction du corps des vertèbres en ménageant la partie postérieure des cartilages articulaires. Le défaut de point d'appui déterminé par l'absence des corps de vertèbres détruits force les supérieures à s'incliner sur les inférieures, ce qui établit une incurvation de la colonne d'avant en arrière, mais dont l'uniformité de la courbe est détruite par la projection des apophyses épineuses ménagées dans ce travail destructeur, qui a converti en pus les masses osseuses, cartilagineuses, les aponévroses : lequel tombant suivant les lois de la pesanteur le long de la colonne vertébrale, derrière les viscères abdominaux, le long des psoas, baigne les uretères, les vaisseaux sanguins, et se produit à la partie inférieure de l'abdomen au niveau des aines où il forme une collection en saillie fluctuante qui se fait jour plus tôt ou plus tard si l'art ne vient y aider. Cette maladie, connue sous le nom de *mal de Pott*, est annoncée par des faiblesses dans les membres pelviens, dans la colonne vertébrale, par un allongement des traits du visage reconnu chez les rachitiques. Il débute dans l'enfance, dans l'état juvénil, reconnaît les causes strumeuses et quelquefois vénériennes. Le traitement doit être dicté d'après les causes qui l'ont amené. La prise en boisson des eaux minérales sulfureuses d'Enghien, des eaux-bonnes, pourrait être tentée avant comme après l'ouverture des *abcès par congestion*.

Nécrose. — Cet accident diffère en ce qu'il peut avoir été prévu, mais il débute soudainement. Le corps entier d'un os long, tout ou grande partie de la surface d'un os plat, peut avoir été frappée. Le même travail défensif pour l'intégrité fonctionnelle offre une différence pour les os longs qui soutiennent le tronc ou pour les os plats qui forment parois de cavités. Un os long frappé de mort voit, depuis les parties externes des portions de l'os resté vivant, un travail formateur qui tend à en organiser un pour revêtir celui qui est devenu inutile. C'est autour de l'os mort que le vivant qui doit le remplacer se module. Suivant que le travail abcessif qui accompagne l'élimination du sequestre se porte vers un point quelconque du nouvel os, il s'y fait une solution de continuité assez grande, et que subissent les chairs qui se livrent à ce travail inflammatoire, *sui generis*, pour faciliter l'issue de l'os mort pour lequel la chirurgie agrandit souvent les abords. Quant à la nécrose des os plats, elle n'est jamais que partielle. Les remèdes indiqués dans les virus qui peuvent avoir produit la nécrose doivent être employés pour prévenir des attaques subséquentes.

ARTICULATIONS.

Après les instants de douleurs occasionnés par les chocs extérieurs, une grande fatigue, un refroidissement humide qui ne demandent que les remèdes de l'État nerveux, viennent les atteintes plus profondes causées par de violents chocs, par des chûtes de lieux élevés, dont nous avons mentionné à l'État vasculaire les secours prompts et puissants. Si ces secours sont insuffisants, il peut en résulter les maladies que nous allons décrire à l'État humoral : l'hydrartrose, le gonflement plus considérable des jointures des membres, les collections purulentes, les perforations des parois articulaires pour donner issue au trop plein des humeurs sécrétées dans l'article (fistules). Mais sans des chocs vigoureux, une atteinte légère suffit pour développer ces affreuses maladies, lorsqu'un virus tend à s'établir sur les surfaces articulaires : ainsi l'on voit à l'État humoral des maladies que la violence des causes externes a produites ou que les virus latents ont suscitées.

Tumeurs blanches. — On connaît sous le nom de *tumeurs blanches* des maladies développées dans les articulations des membres. Ce n'est pas que les articulations des apophyses transverses de la colonne vertébrale ne puissent s'enflammer isolément dans leur membrane synoviale, à l'occasion des virus générateurs, d'un coup violent, d'excès érotiques et ébrieux ; mais la symptomatologie de ces phlegmasies membraneuses est toute différente, car elles n'envahissent pas les parties ambiantes, et, particulières à la membrane synoviale, elles ne peuvent faire acquérir aux tissus le volume des tumeurs blanches. Maintenant, des articulations des membres, celles du dernier appendice y sont moins disposées : les grandes articulations, celles à charnières, ainsi l'articulation de l'humerus et du cubitus du tibia et de l'astragale, et notamment des condyles opposés du tibia et du fémur, y sont plus exposées. A l'occasion d'un choc produisant une douleur obtuse, d'une chûte sur le pavé, de marches ou de fatigues extrêmes, une mauvaise disposition humorale aidant : une douleur d'abord sourde, puis traversée par des élancés que la fatigue ou un mouvement quelconque déterminent. Ces phénomènes persistent quelquefois des mois entiers. Enfin, par la continuité d'un exercice trop pénible, d'excès, quelquefois de nouvelles violences : l'articulation se gonfle, elle rougit, la souffrance s'accroît, il y a difficulté à la flexion, le membre devient impotant; et si le siége est aux membres inférieurs, le malade est arrêté à la chambre et s'alite. Si le traitement ne parvient pas à détourner cet ensemble maladif, alors le principal phénomène, le gonflement, témoigne d'un amas aqueux ou d'un engorgement général. Le sentiment de fluctuation peut être initial ou persévérant. Cette manifestation hydrique tient à une disposition variée des parties.

HYDRARTROSES. — Si la maladie est produite par un jeu trop souvent répété et pénible de l'articulation, soit pour les membres inférieurs à la suite de marches forcées avec surcharge de lourds fardeaux, la sécrétion plus abondante de la synovie causée par une excitation plus vive de la membrane synoviale peut produire le phénomène de légère ondulation remarquée; mais cette complication se dissipe ordinairement assez vite. Si c'est au contraire par suite de chocs violents, de chûtes rapides chez un individu cachectique, l'ondulation sera plus grande, la tuméfaction plus tranchée; il est probable que déjà la synovie a perdu ses qualités onctueuses, et qu'un amas plus ou moins considérable de sérosité l'a remplacé. La somme du liquide augmentant toujours concurremment avec le gonflement des ligaments et des parties ambiantes, on a vu l'hydropisie chez des sujets s'étendant des abords de l'articulation, s'infiltrant dans les muscles et sous les téguments fémoraux, envahissant l'abdomen et se logeant dans les plèvres. L'hydrartrose ne prend pas toujours ce développement; elle se limite souvent et persévère. Les bornes que nous nous sommes imposées dans la thérapeutique ne laissent guère dans les acceptions potionnelles que quelques-uns des remèdes opposés aux tumeurs blanches, dans lesquels nous plaçons les cynarocéphales.

FUNGUS ARTICULAIRES. — On peut dire que cette forme de tumeur blanche, si bien étudiée dans notre siècle, et qu'Heister le premier a si bien différenciée par le nom de *fungus articulaires*, qui, résultant des mêmes causes mais se développant avec plus de vitesse et souvent plus de souffrance, et persévérant de longues années pendant lesquelles ils font subir aux tissus qu'ils attaquent les formes les plus variées s'ils ne les font disparaître, peuvent rassembler tous les symptômes des tumeurs blanches en général; car cette phlegmasie est l'émule du cancer, ou du moins elle appelle à son aide tous les éléments de destruction. Après avoir fait naître une sensibilité dans les tissus blancs, elle rougit les surfaces articulaires, elle indure et colore de nuances diverses les cartilages d'incrustation, les sémi-lunaires : hypertrophiant les condyles, les capsules ligamenteuses; remplissant de pus les boîtes articulaires dont la mauvaise nature attaque d'une manière plus directe les cartilages, les épiphyses des os qu'elle carie; perforant les capsules ligamenteuses desquelles s'échapperont par fistules une légère partie de l'ichor et du détritus des organes qui composent l'articulation, et dont la plus grande partie, absorbée par les lymphatiques et les radicules veineuses, emportent dans le torrent circulatoire les germes de la phlébite, qui vient limiter la somme de souffrance ou plutôt de tourments endurés par le malade. L'emploi des potions, comme on doit bien le penser, ne peut avoir d'application que sur l'économie en général; c'est plutôt pour suffire aux besoins du moment, au goût des malades que le médecin peut formuler des boissons. L'indication pratique dans cet état de choses montre les juleps papavéracés quelquefois employés d'une manière continue. En engourdissant les organes de relation, le patient végète à peu près comme la plante qui vit et qui l'ignore, si ce n'est à l'évolution de quelque sentiment de faim, de soif ou d'un suraccès de douleur.

GOUTTE CONSTITUTIONNELLE.

Vice qui s'engendre par l'âcreté humorale et paraît d'abord aux jointures. Une bonne nourriture, des appareils digestifs en bon état en sont la cause primordiale; car on la rencontre dans tous les états de la vie domestique, dans l'adolescence comme dans la vieillesse, chez les gens qui exercent beaucoup comme chez les oisifs lorsque les deux premières conditions se rencontrent, les différences pour l'intensité du mal, son siége et ses autres phénomènes dépendant de l'alliance des autres conditions. Ainsi, il n'est pas rare d'entendre des adolescents se plaindre de légères douleurs, pourtant manifestes et développées temporairement dans les articulations du premier os du métacarpe avec la première phalange, accuser à l'âge de vingt ans des douleurs au côté externe du pied. Certes ces jeunes gens, nourris chez leurs parents, doués de la constitution la plus robuste, conséquemment du meilleur appétit, éprouvant des douleurs dans les articulations des phalanges, au côté externe du tarse sans violence ni refroidissement aucun, ne peuvent les attribuer qu'à la goutte, puisque ce sont et les signes positifs et les signes négatifs qui la différencient d'autres maladies. Mais chez les hommes de quarante ans adonnés aux bons vins, aux mets choisis, à la vie de loisir, cette maladie se déclare sous des formes plus sévères : après quelques attaques consistant dans des douleurs plus ou moins vives dans les articulations du gros orteil avec le premier métatarsien qui les font enfler, et le gonflement persévérant quelque temps, elles attaquent les articulations des autres phalanges, se transportent au genou, au coude-pied, et s'y fixent des mois, des années entières, et y jettent une si grande perturbation que chez les derniers appendices qui l'éprouvent la flexion des phalanges est devenue impossible; car elles se déjettent hors de leur axe commun, et souvent les grandes articulations éprouvent des anomalies presque identiques. On conçoit que pour un changement aussi considérable du mécanisme dans les membres, les fonctions doivent être du tout suspendues. L'impotence souvent paraît être le seul mauvais résultat; mais souvent, par le mouvement organique, par des désordres dans le régime ou par la puissance particulière qu'emprunte cet agent, tout à coup les phénomènes qui apparaissent dans les articulations se dissipent, et les organes intérieurs sont affectés. L'angine de poitrine, l'asthme, la gastralgie, la paraphrénésie ont été très souvent la suite de cette répercussion. On voit donc que cette maladie reconnaît pour cause un bon état du canal intestinal, une nourriture abondante et toujours excitante; et l'exemple des jeunes gens nourris chez leurs parents suppose toujours l'emploi du vin. Contrairement n'en voit-on pas l'ébauche sur les jeunes manœuvres exerçant des professions pénibles et vivant frugalement; mais davantage que l'âge de quarante à soixante ans, avec les conditions sus-nommées, est plus favorable à son développement dans les articulations et à la faculté de se porter après quelque temps de séjour vers les organes internes, où elle peut amener les plus graves accidents. Les sucs d'*Arum* et de cocléaria sont les remèdes potionnels qu'on lui adresse avec le plus de succès.

RHUMATISME CHRONIQUE.

L'humidité, de quelque sorte qu'elle soit mise en rapport avec notre économie : en couchant sur la terre mouillée, dormant dans des lieux bas, souterrains, ressuyant des vêtements mouillés de pluie, habitant des maisons mal exposées, légèrement et nouvellement construites, elle cause des douleurs qui s'exaltent dans les muscles qui recouvrent le squelette. Le vice produit par l'humidité froide fait élection de domicile dans les grands muscles de la vie de relation, particulièrement dans les muscles des épaules, des bras, du dos, des cuisses, il y produit des douleurs qui simulent un état de contraction pénible dans les fibres charnues, incessant; mais redoublant d'énergie à certaines heures du soir, de la nuit, et surtout le matin, et laissant tout le jour les organes du mouvement dans une impotence plus ou moins complète. Cette maladie attaque principalement l'homme adulte et se perpétue dans les villes par des attaques qui peuvent compter plusieurs jours ou plusieurs mois de durée. Les jeunes gens peuvent y être sujets pour les mêmes causes, mais les douleurs se dissipent rapidement. Mais susceptible de se transporter sur d'autres appareils, même le nerf sciatique, il peut affecter d'autres métastases et faire endurer les douleurs les plus pénibles, se confondre souvent avec celles du muscle sacro-lombaire qui alors fait éprouver le sentiment d'une rupture dans les fibres aponévrotiques qui l'entourent. Les remèdes potionnels employés dans cette cachexie doivent être tirés des plantes émollientes, des fleurs aromatiques, des espèces vulnéraires, des sudorifiques, de la buglose, de la bourrache, bues chaudes et édulcorées.

Rhumatisme goutteux. — En général, la goutte est beaucoup moins fréquente dans nos temps modernes; car, à ne consulter que l'opinion vulgaire qui n'est qu'une transmission de celle des praticiens expérimentés, elle a dû être bien plus répandue. Depuis le choléra, les maladies du col utérin, la phthisie pulmonaire, l'hydropisie, le cancer, les scrofules et même le rhumatisme, ne sont pas devenues moins fréquents; mais encore ils paraissent avoir remplacé cette maladie comme beaucoup d'autres. Cependant une forme mixte, retraçant les caractères de l'un et l'autre vice, attaque successivement les muscles et les jointures des membres. Les deux sexes y sont également sujets : une vie où le loisir et l'activité se succèdent, l'usage des liqueurs excitantes, les excès érotiques, et souvent des causes virulentes non appréciées. Elle se fixe sur les muscles comme le rhumatisme, y persévère comme la goutte et résiste longtemps au traitement le mieux combiné; mais elle est susceptible aussi de donner une forme mixte aux affections articulaires, celle du coude en particulier. Après des efforts violents quoique interrompus, l'exposition à l'influence de l'humidité, on éprouve quelque chose d'anormal dans cette articulation lors des mouvements ordinaires, et on sent que leur persévérance ou leur extension pourrait amener un désordre quelconque. Ce sentiment persévère souvent des années, mais il peut faire place à un mouvement inflammatoire qui excite momentanément les fonctions de la partie, mais qui se dissipe avec facilité par le traitement des antiphlogistiques. On a donné à cette maladie mixte entre la goutte et la tumeur blanche le nom d'*arthrite*. Il faut donc combiner ici l'emploi des condiments émollients dans les phlegmasies articulaires, et des aromatiques dans les douleurs musculaires.

Muscles tournés en gras, en gélatine. — L'un et l'autre de ces états indiquent plutôt le résultat d'une influence nuisible, comme le long séjour au lit qu'amènent les maladies chroniques chez les vieillards, et leur apparence dans les membres inférieurs amenée par la difficulté que les organes musculaires éprouvent à conserver leur intégrité, étant réduits à une immobilité qui contraste avec les habitudes du mouvement. Alors il n'est pas rare, chez des sujets en butte à ces anomalies, exténués par l'âge, les maladies, le régime, de voir les muscles gastrocnémiens atrophiés, décolorés et présentant un tissu dépourvu de fibrine et analogue aux concrétions albumineuses, et cependant tacher d'huile le papier qu'on soumet à leur contact.

Les conversions de nos tissus, os et muscles en gélatine se rapportent le plus souvent aux causes externes : c'est à la suite de chocs violents pour lesquels la chirurgie n'a point administré ses secours que se remarquent ces transformations de nos tissus. A l'ouverture des tumeurs, on voit un amas de gelée animale ayant absolument l'aspect de la colle tremblante dont se servent les peintres. C'est à prévenir cette dégénérescence que doivent tendre les efforts de l'art. Les préceptes pour ce qui regarde les remèdes potionnels en ont été tracés dans l'histoire des coups et contusions.

TUMEURS GOMMEUSES. — Ici ce n'est plus la mutation de nos tissus contre un autre anormal, c'est une production insolite, une agglomération moléculaire se formulant en paquets plus ou moins gros, solitaires, ordinairement cachés sous la peau ou dans l'interstice des muscles superficiels, se pelotonnant en rond, revêtus d'une membrane fibreuse peu dense, et offrant à leur incision l'aspect d'une petite masse de gomme à l'état de consistance pulpeuse, dont la présence n'était qu'incommode, et que le fer est appelé à extraire. Les remèdes potionnels se trouvent indiqués lors de l'opération et de ses suites, et se rencontrent dans les vulnéraires en infusion.

POURRITURE D'HOPITAL. — Ce n'est pas une altération insensible et successive comme le changement en gras que les muscles éprouvent ou une métamorphose générale des tissus blancs et musculaires représentant la colle de peau tremblante, ni une production insolite et indépendante comme les tumeurs gommeuses, que nous offre la pourriture d'hôpital; mais plutôt une exulcération étendue de tous les organes découverts par une plaie mécanique présentant un aspect grisâtre causé par un enduit pultacé qui semble les recouvrir ou en être le détritus. Cette maladie débute au milieu des hôpitaux, des ambulances, où se trouvent réunis beaucoup de blessés, et devient promptement contagieuse. Je l'ai vue très meurtrière à l'Hôtel-Dieu en 1814. Les conditions hygiéniques entrent pour beaucoup dans le traitement de cette maladie. Quant au breuvage des malades : le vin aromatique qu'on leur donnait en quantité suffisante m'a paru très avantageux. La formule est : vin bouillant, un litre; sauge, thym, serpolet, romarin, une poignée; ébullition, cinq minutes; sucre, trente-un grammes.

APPAREIL TÉGUMENTAIRE.

Dans les deux États précédents, nous avons eu l'occasion de rappeler la symptomatologie sympathique que peut donner cette membrane, les accidents physiques qu'elle peut réfléchir, et le choc violent qu'elle peut recevoir dans les acceptions vasculaires. Si le temps permet quelque demeure aux agents destructeurs que recèle l'État humoral, ici leur puissance et leur nombre n'ont pas déshérité. Quelle est la maladie virulente qui ne décèle pas sa présence sur ces surfaces. Quelles que soient les conditions de régime et d'hygiène, la plus exacte propreté : quelques boutons viendront pourtant témoigner de la présence des plus cachés. Notons le vice psorique, qui n'apparaîtra qu'au printemps, et qui se décèlera par des boutons transparents; le virus vérolique, par des boutons blanchâtres bordés d'une aréole rougeâtre; le scorbut, par des taches lie de vin; les scrofules par la rougeur, l'amincissement aux régions abcessives, l'étiolement des téguments généraux : sinon ceux-là qui s'y montrent entièrement. L'histoire de quelques-uns de ces virus va s'expliquer par ces apparences, et les autres se dérouler plus ouvertement.

BOUTONS.

On appelle *boutons* toutes éminences à la surface de la peau présentant l'aspect d'un grain de millet (étendues uniformément, *Febris miliaris;* se rassemblant par groupes, *Eczéma*); d'une lentille (*Variole*); d'une framboise (*Frambœsia, Pian, Iaws*); d'une cloche (oblongue, transparente, *Pemphigus;* large, déprimée, roussâtre, *Rupia*); rougissant (*Furoncles, Ectyma*); s'ils ne sont montrés limpides (*Varicelle*); blanchissant, jaunissant, noircissant, suivant les ferments qui l'excitent à sa rupture (*Clous, Vaccine, Varioloïdes*); à sa persistance (*Porrigo, Pustules vénériennes*); à sa stygmatisation (*Boutons d'Alep*). Les formes variées pour l'étendue en larges plaques (*Porcelaine, Urticaire, Cnidosis*) se bornant à un léger espace (*Herpes labialis, Præputialis*); pour le nombre restreint (*Kéloïde*), exalté (boutons déterminés par l'âcreté humorale, l'échauffement, la pousse des dents, et pouvant apparaître sous *Fièvre rouge, Roséole, Herpes iris, Prurigo*), ont été vues dans les maladies virulentes. Il restait à parler de cette affection générique à laquelle on oppose, suivant les motifs présumés, les tisanes sudorifiques, altérantes, amères, dépuratives.

Gourmes. — Image de la formation presque subite des germes corrupteurs, les gourmes envahissent une portion plus ou moins étendue du cuir-chevelu. Normalement elles débutent et persévèrent à la partie postérieure et inférieure du crâne, quoiqu'elles puissent se fixer sur d'autres régions. Elles règnent dans la première enfance à l'époque de la première dentition et durent quelquefois jusqu'au renouvellement. Leur sortie est toujours le gage d'un mieux-être accompli. C'est à les compléter, à les conduire et à les faire disparaître peu à peu que doivent tendre les moyens de l'art. L'allaitement et l'imbibition lactée ont ce pouvoir.

TEIGNES. — Se différenciant de la première par leur ténacité, leur tendance destructive, se réalisant au moins par une exulcération de quelques années et la destruction du système pileux sur de larges surfaces. Leur étude mieux faite a mis en relief des variétés similaires aux genres squammeux, pustuleux, affectant le système cutané général : ainsi elles sont furfuracées, granuleuses, crustacées, sèches, humides, enfin perforantes comme dans la variété adulte où elle attaque les os. C'est assez dire sur leur puissance lorsqu'on les abandonne aux efforts naturels. Leur traitement est varié. Les frères Mahon ont rendu un grand service en excitant par leurs succès l'émulation des médecins, dont quelques-uns sont parvenus à les imiter. Les condiments potionnels se rencontrent dans les dépuratifs, les sudorifiques, conséquemment : les rumex, les synanthérées, les lychnis.

FAVUS. — Son établissement ambigu sur le crâne et à la peau le font servir nécessairement de passage dans les maladies de l'une et l'autre partie. Il se distingue par plaques irrégulières grisâtres, occasionnant parfois une grande démangeaison, se jetant çà et là sur le corps, et présentant à l'examinateur attentif un amoncellement étalé de figures hexagones. Son traitement exige l'emploi des plantes indiquées dans les teignes.

GALE. — A la pureté de la couleur, à l'égalité des surfaces, au bien-être, ont succédé des nuances diverses, la rugosité, un sentiment inexprimable et inquiétant; c'est l'apanage des maladies de la peau, mais la démangeaison caractérise particulièrement cette éruption. Le plus souvent, un contact établi entre des surfaces malsaines aura amené ce nouveau mode d'excitation : la gale se sera communiquée d'un individu affecté à un être sain, et l'espèce humaine n'est pas seule garant de ce virus qui se communique de l'espèce canine à l'homme et réciproquement. Or, voici au moins deux modes distincts de contagion, et partant deux formes différentes dans l'affection. En effet, vulgairement on différencie ces deux espèces en leur donnant les noms tirés de leur origine. Quoi qu'il en soit, ce virus reproduit inquiète d'abord certaines parties du corps, et enfin sa totalité. L'irritation qu'il occasionne amène un besoin et un désir de friction si violents, que le grattement qui les suit va jusqu'à l'hémorragie superficielle. Cet état persévère des mois entiers et varie suivant l'espèce du germe contagieux, qui, s'il a pris naissance dans les habitudes de malpropreté, peut régner endémiquement comme dans la race nègre et se perpétuer. C'est en effet dans ces climats chauds que cette maladie sévit avec plus de violence et d'universalité. Les Hébreux le témoignent dans les ordonnances du Lévitique, et notre établissement en Afrique fait reconnaître dans cette affection vésiculeuse une variété plus maligne; elle l'est d'autant plus que le traitement a été appliqué plus tardivement ou plus inefficacement, et il ne faut pas se transporter dans ces régions pour se persuader que cetté maladie est susceptible de métastase, ou, pour parler plus juste, de métamorphose. J'ai vu des gales longtemps résidantes au corps humain établir un état tuberculeux dans le tissu cellulaire des jambes, et ne pas rendre incroyable sa permutation en une maladie beaucoup plus sévère, et que nous étudierons bientôt. La scabieuse, qui tire d'elle son nom, est appelée dans son traitement passager; mais des puissances plus exaltées que nous allons appeler dans le traitement de la syphilis et des dartres ne seraient point déplacés dans ses migrations ou sa persistance.

Gale invétérée. — La forme tuberculeuse n'est pas la seule que puisse affecter cette maladie principale; elle peut perdre complétement la saillie boutonneuse et se formuler en plaques toujours assez étendues offrant une surface quadrilatère à angles abattus, légèrement déprimée et séparée de la peau saine par un sillon égal, offrant une teinte brunâtre, souvent couverte d'une efflorescence blanchâtre (l'apparence d'une eschare sèche, étendue), et montrant à des sens non prévenus l'image d'une dartre : ainsi la *circinnée* et la *serpigineuse*, que nous allons rencontrer dans les syphilides. Les remèdes potionnels sont offerts dans le traitement général des maladies de la peau, qui rappelle les composés, les *Rumex*, les lychnis, la douce-amère.

Syphilides. — Elles sont toutes espèces d'exanthèmes qu'on peut attribuer à la vérole; elles pourraient simuler une grande partie de la dermatologie; mais on est convenu de désigner sous ce nom seulement ceux qui évidemment empruntent d'elle leur existence. On les distingue d'abord en ceux qui ont leur siége aux organes de la génération, de la défécation, ou à leurs abords; ce sont toutes les apparences ulcéreuses : les végétations, les condylômes, les rhagades, qui sont les apanages particuliers au virus vénérien; puis les syphilides proprement dites qui se divisent en simples taches sans élevures, et les *pustules* toujours rouges ou rougeâtres à leur naissance, et susceptibles de se transformer en boutons lenticulaires purulents, surtout à la paume des mains, ou bien en taches, *éphélides*, comme nous avons dit plus haut. Viennent ensuite les maladies d'une apparence plus notable, telles que les dartres *circinnées* (lèpre vulgaire), qui laissent au milieu de la portion de peau attaquée un point qu'elles découvrent en cicatrice, grandissant avec l'exanthème jusqu'à ce que son anneau, en s'étendant, ne soit plus continu; alors il s'étend irrégulièrement et se perd. Il suffit de reconnaître l'origine de ces diverses saillies pour leur attribuer le traitement général qui convient au virus qui les cause, et qui se renferme, comme on sait, dans les sudorifiques, les dépuratifs.

DARTRES.

Cette maladie attaque la peau par plans plus ou moins étendus en établissant à sa surface des empreintes par plaques qui peuvent comporter beaucoup d'anomalies, mais qui se différencient parfaitement de toutes les éruptions boutonneuses accidentelles, vasculaires, humorales, en ce que ces dernières sont éparses comme les boutons furonculeux, ou universelles comme dans la variole. Elles se distinguent aussi de la lèpre par les intervalles de peau saine qu'elles laissent entre elles comme les *dardres milliaires*, ou se délimitant à une partie du corps, ainsi le *zona* qui entoure le tronc, ou l'*icthiose* qui couvre un seul membre. Hors ces différences, les dartres peuvent affecter tous les états qu'une enveloppe unicolore élastique souple, indolore, transpirable, sensible, peut éprouver : ainsi l'*esthiomène* donne des couleurs bleuâtres, lie de vin, qui, tranchant avec un fond de chair où le bistre et le rose se mêlent, peuvent donner à la face l'aspect du singe à nez bleu. Sa souplesse et son élasticité sont suspendues dans l'*icthiose*; une douleur cuisante apparaît dans les *crustacées humides* (*impetigo*, *melitagre*); les téguments externes sont privés du sentiment de perméabilité dans la *squammeuse sèche* et du toucher dans la *faveuse* et l'*icthiose*. Quoique l'origine de ces maladies n'ait pas été recherchée avec soin, j'affirme d'après mon expérience qu'aucune ne vient spontanément, si ce n'est la dartre *furfuracée*. L'interrogateur finit toujours par obtenir l'aveu plus ou moins complet concernant l'existence antérieure de virus psoriques vénériens et autres. Quant à la source scrofuleuse, je la nie. Les scrofuleux peuvent être dartreux, mais alors la vérole qui a fait naître les scrofules a aussi formé les dartres. L'essence scrofuleuse a pour moyen de déterminer un mouvement anormal dans les ganglions, les tissus glandulaires, et pour but de les hypertrophier, d'y développer un travail inflammatoire, qui, ordinairement rapproché de la peau, l'envahit à son tour, l'érode et y détermine des ulcères qui vident les abcès qu'elle a formés. Mais l'exanthème dartreux provient d'un mouvement contraire, critique; et si la peau devient tuberculeuse dans certaines dartres *serpigineuses*, l'*esthiomène*, c'est par l'incessance de la douleur, du travail phlegmasique et de l'action virulente qui l'entretient. Nonobstant leur origine les dartres veulent, non content des condiments potionnels attribués à la cause qui les fait naître, l'emploi de ceux que l'expérience a montrés utiles dans les affections du Système qu'elles occupaient, et que ces différentes entités peuvent réclamer. Mais le recours médicamenteux est souvent plus étendu. Ces dermatoses avec les formes les plus bizarres acceptent les états les plus exaltés et les acceptions les plus incompatibles avec l'équilibre fonctionnel. Ainsi, ce n'est pas trop de l'emploi de cette masse d'herbes rafraîchissantes invoquées dans les affections parenchymateuses, viscérales, urinaires, progénitales, où l'inflammation s'allie davantage; mais encore des substances dont la décoction gluante et muqueuse rappelle les fonctions émonctoires dans ces derniers organes et dans l'économie entière, telles que : les graines de lin, fénugrec, le *Psyllium*, la linaire et le lin cathartique.

ULCÈRES.

Jusqu'ici la souffrance des organes intérieurs et l'anormalie tégumentaire nous étaient retracés; maintenant ces deux genres de désordre se sont réunis. La barrière que formait l'un des appareils est rompue, et ces maux redoublés vont réclamer de nouveau notre attention. En effet, toutes les maladies virulentes, catarrhales, ganglionaires, les dépôts qui rassemblent une masse de douleurs développées au dedans ou produites par les accidents physiques, se sont fait jour dans ce rapport; et les ulcères susceptibles de toute étendue le sont aussi de toutes formes et réalisent les causes morbides les plus redoutables. Depuis l'ulcère universel de Job jusqu'aux érosions que couvrirait un grain de millet, on voit des déperditions cutanées sur des membres entiers dont le *feu* peut être l'origine, *brûlures;* des perforations de la chair en sinus tortueux qui, s'enfonçant dans les parties sous-tégumentaires, correspondent à des foyers nommés abcès, qui sont la source des humeurs qu'ils rejettent, *humeurs froides*; tantôt se présentant en surfaces assez uniformes et se limitant aux confins du mal par des sections perpendiculaires comme le ferait la main la plus exercée, *ulcères vénériens;* quelquefois se présentant sous forme d'érosions peu durables que des boutons ont annoncé, *ulcères psoriques;* susceptibles d'engorger les parties environnantes de sucs corrupteurs et de propager dans les glandes environnantes le *virus cancéreux* qui les entretient; s'alimentant aussi bien du sang inerme qui circule dans les varices, *ulcères variqueux*, comme de la propension à se répandre dans le scorbut, *ulcères scorbutiques;* établissant dans l'économie des habitudes sécrétives anormales, à la suite des *plaies par armes à feu*, surtout dans le voisinage des glandes sécrétives ou des réservoirs viscéraux qui les peuvent entretenir. Aussi bien les virus *variolique*, *rubéolique*, se font jour à travers la peau qui couvre le sac *lacrymal* et déterminent ce dernier genre de *fistules*, quand les *stercorales* reconnaissent pour causes des corps étrangers arrêtés dans les conduits, une excitation habituelle, anormale, et souvent l'existence d'un virus. Enfin, ils sont quelquefois un moyen de dépuration qui limite à leur existence des souffrances bien antiques ou donnent jour à l'excédant du poison introduit dans nos veines. Aussi l'indication dans leur traitement ne consiste pas dans la cicatrisation immédiate : il faut toujours faire entrer dans les tisanes des condiments émollients, prescrire l'usage des bouillons composés de parties gélatineuses des animaux, d'herbes potagères légèrement laxatives, jusqu'à ce que, ayant remarqué le genre de l'ulcère et l'état de l'économie, vous puissiez conseiller les remèdes usités : prenant pour guides dans cette marche le besoin plur urgent de la coarctation de l'ulcère, du dessèchement des foyers purulents, des fistules sanieuses, le danger de la persistance dans les ulcères *variqueux*, *scorbutiques ;* ou par contre la fermeture brusque des exutoires naturels et artificiels, auxquels l'économie est habituée.

LÈPRE.

Est Elephas morbus, qui propter flumina Nili
Gignitur Ægypto in medià, neque prœterea usquam.

Cette maladie, dont Lucrèce attribue la naissance au pays d'Égypte., sévissait en effet sur cette région, dans l'Arabie, en Perse et dans l'Inde. Les Hébreux y étaient très sujets. Il y avait absence de prodrômes, car le travail intérieur qui la précède ne se manifestait que par des signes fort équivoques dont le malade pouvait bien appréhender la suite, et qu'il était difficile au médecin d'interpréter. Mais à l'apparition de certains phénomènes, le doute n'existait plus, et il ne s'agissait que de préciser l'état plus ou moins avancé de la maladie. Ses symptômes généraux étaient : 1° un changement de couleur du visage, une teinte universelle noirâtre, des boutons épars, une espèce de couperose à grains proéminents; 2° une aphonie, ou plutôt un enrouement qui se compliquait du ton nasal, conséquemment une étroitesse dans les conduits aériens supérieurs, aplatissement du nez, saillie des narines et des lèvres; 3° anormalie dans la structure des oreilles qui s'arrondissaient, grandissaient; 4° perte des cheveux, des sourcils, chûte des mêmes organes, rétraction des paupières, enfoncement des yeux qui paraissaient plus petits, pleins de feu, et roulant dans un orbite plus étroit; 5° couleur bronzée générale; apparence de gales, de boutons ulcérés d'où tombaient des croûtes, des écailles; épaisseur, rugosité en même temps qu'enduit oléagineux de la peau qui paraissait striée; 6° tout à la fois atrophie musculaire remarquable surtout à l'éminence thénar et gonflement du tissu cellulaire sous-cutané qui, dans le membre inférieur, produisait un engorgement assez considérable pour qu'Avicesne ait pu confondre ce dernier symptôme avec le mal lui-même; 7° insensibilité de la surface cutanée, particulièrement aux extrémités, qui fit plus tard donner le nom de *ladrerie ;* 8° puanteur et fétidité de l'haleine;

9° sommeil agité, rêves effrayants, taciturnité; éloignement de ses proches, propension à tromper; 10° ulcération, mortification et chûte des doigts, des orteils, quelquefois du membre supérieur, de tout ou partie des organes générateurs. Tous ces phénomènes parcouraient lentement leurs périodes, et les malades mouraient travaillés par une lente agonie. Suivant les climats, le mal prenait diverses allures. Chez les Hébreux, quelques érosions d'une forme à peu près ronde, d'une couleur blanchâtre, apparaissant à la surface du corps, dans le cuir-chevelu, au milieu de la barbe dont elle faisait blanchir et roussir les poils; mais elle pouvait se limiter et s'étendre, d'autres fois augmenter et couvrir le corps, tantôt en s'enfonçant dans les chairs ou restant à leur niveau. La sortie de bourgeons charnus qui paraîtrait indiquer une réaction était cependant considérée comme une aggravation du mal. En Grèce, la maladie se présentait sous forme d'une gale invétérée, attaquant le cuir profondément, le frappant de mortification jusqu'aux muscles. Les cicatrices qu'elle laissait prenaient bientôt une couleur blanchâtre, ce qui lui avait fait donner le nom de *leucé*. On voit que sa nature était susceptible de variations, comme elle pouvait laisser l'espoir de sa disparition lors des premières attaques. Ainsi tous les phénomènes étaient souvent intérieurs, comme la raucité de la voix, le sentiment d'adustion et de trouble intérieur : du reste la peau paraissant belle et polie comme aux ladres blancs, variété au moins supportable dans un mal extrême. Chez les Arabes, une variété approchant de la vitilige des Grecs paraissait d'abord attaquer les parties superficielles de la peau qui se couvrait de boutons puifiants se résolvant en croûtes qui, après plusieurs mois de persistance, tombaient et laissaient la peau cicatrisée pour l'en revêtir de nouveau. On lui donnait le nom de *tiria*, comparant cette desquammation à celle du serpent, que les Arabes appellent ainsi. Dans l'Inde, aux signes généraux de coloration du cuir, de changement dans la voix, d'atteinte aux traits du visage, la peau se couvrait à la tête et aux articulations de squammes et d'exulcérations qui se séchaient et reparaissaient avec promptitude. En outre la chaleur pénétrante qui les obsédait leur montait à la tête, au visage. Leur sommeil était fatigant et leurs rêves pénibles. En somme les boutons pullulant dans les plaies, les croûtes détachées sur la peau ridée d'où sourdait le sang, les parcelles de chair qui suivalent les racines des poils de la barbe, des cheveux arrachés ; l'alopécie plus ou moins complète, l'écrasement du nez, la perte des doigts, des orteils, étaient les phénomènes généraux redoutés dans tous les climats où elle sévissait. L'étude des causes qui peuvent la produire ne peut point dédommager de la stérilité du traitement qu'on lui opposait, et dont nous verrons une ébauche ; mais elle pouvait être utile dans l'emploi des moyens prophilactiques. Nous rapporterons la discussion de ces éléments comme elle est consignée dans Ambroise Paré, duquel, ainsi que de Bosquillon, nous avons extrait les traits les plus saillants de cette histoire, quand du reste ces derniers les avaient rapportés de Gordon et de Valésien de Tarente.

« Les causes de la lèpre sont trois, à sçavoir : primitive, consécutive et conjointe. La cause primitive est double : à sçavoir, celle qui est introduite au ventre de la mère comme lorsque quelqu'un est engendré au temps des menstrues, ou qu'il a été fait d'un père et d'une mère lépreux, et partant on la peut assurément dire être une maladie héréditaire : comme un ladre engendre un ladre, vu que la semence ou génitoire provient de toutes les parties du corps : partant la partie principale étant viciée et la masse du sang altérée et corrompue et infectée, pour ce il est nécessaire que la semence le soit aussi, dont celui qui est engendré est infecté. Pareillement cette maladie peut venir d'autres causes : à sçavoir, pour faire sa demeure en lieux maritimes, où l'air étant coutumièrement épais et nébuleux, rend par succession de temps telle toute l'habitude de notre corps, selon le dire d'Hippocrate : que quel est l'air tels sont les esprits, telles sont nos humeurs : ou pour l'habitude d'être ès pays trop chauds, dont notre sang devient aduste et brûlé : ou lieux trop froids, dont il devient épais, tardif et congelé ; ainsi voyons-nous en quelques parties d'Allemagne beaucoup de ladres, et en Afrique et Espagne plus qu'en reste du monde, et en notre Languedoc, Provence et Guyenne plus qu'au reste de la France : ou pour communiquer et fréquenter avec les ladres et coucher avec eux, pour ce que leurs sueurs et exhalations des vapeurs qui sortent hors de leurs corps sont vénéneuses. Ainsi est de leur haleine et de boire aux verres et autres vaisseaux auxquels ils auront beu : car de leur bouche ils y laissent une salive sanieuse contenue entre leurs gencives, et contre les dents, laquelle est vénéneuse en son espèce, ainsi que la bave du chien enragé est en la sienne. Ainsi cette maladie peut advenir pour avoir usé de viandes trop salées, épicées et âcres, grosses et crasses, comme chair de porc, d'âne, d'ours, aussi de poissons et semblables. » Nul exemple n'est plus authentique de la puissance des aliments pour la production de ce mal que les ordonnances du Lévitique, chapitre XI, qui frappent d'exclusion la chair d'un grand nombre d'animaux terrestres et marins, recommandation qui n'est point contredite par l'expérience journalière des violentes démangeaisons, du gonflement tégumentaire, et des taches et boutons qui surviennent après l'ingestion des coquillages, des crustacés, et par la similitude morbide rencontrée dans les mammifères, qui sont aussi l'objet d'un refus motivé que nos connaissances d'anatomie n'expliquent pas toujours; car il est dit :

« *Verset* 3. Vous mangerez d'entre les bêtes à quatre pieds de toutes celles qui ont l'ongle divisé, et qui ont le pied fourché, et qui ruminent;

« 4. Mais vous ne mangerez point de celles qui ruminent seulement ou qui ont l'ongle divisé seulement, comme le chameau; car il rumine bien, mais il n'a point l'ongle divisé; il vous est souillé.

« 5. Et le lapin; car il rumine bien, mais il n'a point l'ongle divisé; il vous est souillé;

« 6. Et le lièvre; car il rumine bien, mais il n'a point l'ongle divisé; il vous est souillé;

« 7. Et le pourceau; car il a bien l'ongle divisé, et le pied fourché, mais il ne rumine pas; il vous est souillé. »

La distinction du ruminant, qui manque de sabots, et celle du monogastre, qui en est pourvu, s'explique clairement; mais celle des deux rongeurs comme ruminants n'est point admise. Cependant l'Écriture erre seulement quand nous ne la comprenons pas : ainsi le mouvement continuel des mâchoires, en dehors de l'appréhension alimentaire et surtout la vastitude du cœcum, qui chez le lièvre et le lapin dépasse en capacité le reste du canal intestinal, établissent nécessairement un travail digestif double qui n'est pas la rumination, mais que Moïse allie à cette fonction. Partant, on peut pardonner aux savants de ces temps antiques de ne pas différencier ce que ceux du nôtre n'ont pas remarqué.

De la cure pour ceux qui sont préparés à la lèpre, tiré D'AMBROISE PARÉ.

« Il nous faut maintenant parler de la cure, toutefois seulement pour ceux qui sont préparés à tomber en tel désastre et disposition : c'est qu'il leur convient éviter toutes choses qui eschauffent et brûlent le sang, et généralement contrarier à toutes celles que nous avons dictes cy-dessus pouvoir procréer la lèpre, et qu'ils usent de viandes qui engendrent bon suc et aliment, lesquelles descrirons ci-après au régime de la peste : et seront purgés, saignez, baignez, et cornetés suivant l'avis d'un docte médecin, afin de réfréner l'intempérance du foye et par conséquent de tout le corps. Valésien de Tarente conseille qu'on leur oste les testicules, de quoi je suis aussi d'advis : car par l'incision et amputation d'iceux, l'homme est mué en température féminine, et par ainsi en complexion froide et humide, laquelle est contraire à la chaleur et sècheresse de la lèpre : partant le foye est refroidi, et par conséquent ne brusle les humeurs qui sont cause première d'icelle première maladie. Or, quant à la cure de la lèpre confirmée, il n'y en a point, comme nous avons dit, encor qu'on donne des serpents à boire et à manger, et qu'on saigne, ventouse, cornette et baigne les malades, ou qu'on use de plusieurs et divers autres remèdes. Il est vrai que par ce moyen on peut pallier et repousser l'humeur au dedans, afin qu'ils ne soient cogneus : ce que je ne voudrais conseiller de faire, de peur qu'ils n'abusassent des femmes, et eussent conversation avec les sains : mais pour les faire vivre plus longuement, je leur conseillerai toujours qu'ils se facent chastrer pour les raisons susdites, et aussi pour qu'on en puisse perdre plus facilement la progéniture. »

MOLLUSCUM.

MYCOSIS FUNGOIDES DE M. ALIBERT.

(*Article extrait entièrement du Traité des Maladies de la peau, de* MM. CAZENAVE *et* SCHEDEL.)

« 344. On a donné à cette maladie le nom de *molluscum* à cause de l'analogie des tubercules qui la caractérisent avec les proéminences nuciformes qui se développent sur l'écorce de l'érable. L'histoire du molluscum est très obscure, et Bateman est le premier qui ait appelé sur elle l'attention des pathologistes. C'est l'éruption fongoïde de Bontius. Avant et depuis ces auteurs, le molluscum paraît avoir été observé et décrit sous d'autres noms ; mais il se présente trop rarement pour que l'on ait pu encore grouper des variété autour d'un genre bien distinct et bien tranché. Le molluscum est caractérisé par des tubercules en général très nombreux, à peine sensibles, dont le volume varie depuis celui d'un pois jusqu'à celui d'un œuf de pigeon, tantôt arrondis, tantôt au contraire aplatis et irréguliers, offrant le plus ordinairement une large base, mais quelquefois présentant une sorte de pédoncule, enfin d'une couleur brunâtre dans quelques cas, mais le plus souvent conservant la couleur de la peau. Ces tubercules se développant d'une manière très lente, suivant une manière tout à fait chronique, ils peuvent durer un temps infini, et même toute la vie. Ils peuvent se manifester sur tous les points de la surface du corps, qu'ils occupent dans quelques cas à la fois. On les rencontre surtout à la face et au cou. Bateman a divisé cette maladie en molluscum contagieux et molluscum non contagieux.

« 345. Le molluscum non contagieux, consistant en de petites tumeurs indolentes, de forme et de volume variables, dont plusieurs sont portées par une sorte de pédoncule, est moins rare que l'autre variété. M. Biett a rencontré une autre forme de molluscum non contagieux chez quelques individus, et surtout chez des jeunes femmes, à la suite des couches; elle consistait dans de petites tumeurs aplaties, fendillées légèrement à leur sommet, irrégulières, d'une couleur brunâtre ou fauve : ces tubercules aplatis et indolents étaient plus particulièrement répandus sur le cou.

« 346. Le molluscum contagieux est une affection très rare, et qui paraît n'avoir point encore été observée en France; Bateman lui-même n'en a vu que deux cas. Elle est caractérisée par des tubercules arrondis, proéminents, durs, de différentes grosseurs, lisses, transparentes, sessiles, laissant écouler par leur sommet un liquide blanc, etc.

« 350. *Traitement.* Le traitement doit nécessairement se ressentir du petit nombre de faits observés; il ne saurait être établi d'une manière exacte sur le peu de connaissance que nous possédons sur cette maladie. M. Biett a essayé une foule de moyens sur le molluscum non contagieux. Dans la première variété, il a cherché à déterminer une modification quelconque dans les tubercules; il n'a jamais pu produire le moindre changement. Quant à la seconde forme, il a pu obtenir une amélioration à l'aide de lotions stimulantes, styptiques. Ainsi, par des lotions plusieurs fois répétées par jour, avec une dissolution de sulfate de cuivre, il a pu faire disparaître complétement, au bout de quelques semaines, des petites tumeurs de molluscum chez une femme dont toute la partie antérieure du cou en était couverte. Enfin, dans le molluscum contagieux, Bateman paraît avoir obtenu de bons effets de l'emploi des préparations arsenicales, et notamment de la solution de Fowler. »

DU LIPOME.

Les follicules mucipares sécrétant l'humeur onctueuse qui lubréfie la surface du cuir, dont le nombre plus grand à la face, au thorax, aux organes de la génération, sont la source la plus abondante du suint qui salit la peau et imprègne les vêtements et le linge de cette humeur excrémentitielle, se voient, quelquefois par le fait d'une disposition native et souvent dans l'absence des lotions et frictions, exposés, à l'occasion d'une percussion, d'un frottement violent, à la maladie dont nous allons exposer la formation. Ces duplicatures ou rétroversions des différentes couches du derme dans sa propre épaisseur et dans le tissu cellulaire, se formulant en godets dont l'entrée répond à la surface de la peau, se reconnaissent à un point noir au nez, aux joues, dans la conque de l'oreille; mais lorsque cette outre prend une extension morbide, et c'est ordinairement au cuir-chevelu, autour des oreilles, sur le cou et jusque sur la peau des lombes que cet accroissement a lieu : le pertuis extérieur n'est plus reconnaissable, et une tumeur globuleuse pouvant prendre tous les degrés d'accroissement, depuis un grain de chènevis jusqu'à celui de la courge en massue, se développe. Son incision fait reconnaître des humeurs différentes par leur consistance qui lui font donner le nom de *Mélicéris*, *sthéathôme* et *athérome*, suivant qu'elles offrent l'aspect du miel, du suif ou du riz cuit, et renfermées dans un sac auquel on a donné le nom de *kiste*, dont tout-à-l'heure nous avons donné l'origine, et que la chirurgie est appelée à extraire; car le traitement par la potion n'est utile qu'après l'opération que ces maladies nécessitent, et qui devient d'autant plus urgente qu'elles ont pris un plus grand accroissement ou qu'elles se présentent avec le phénomène de douleurs lancinantes; car il y en a de fibreuses et de mélanoides.

MALADIES GÉNÉRALES.

AFFECTION SCORBUTIQUE.

Le scorbut est une maladie originaire des bords de la mer Baltique. L'atmosphère marine, le froid, l'humidité, l'usage des viandes et du poisson salés, des mauvais laitages, paraissent en être la cause : mais dans les autres localités les privations de tout genre, la tristesse, un air épais, impur, en favorisent aussi l'invasion. Les longs siéges, le séjour dans les prisons, dans les hôpitaux, les camps mal exposés l'ont quelquefois vu régner épidémiquement. Ce n'est pas lors de son apparition à Paris en 1670, où la théorie Galénique n'avait pas été ébranlée, que l'on ne s'aperçut pas de la nature véritable de cette maladie, qui consiste dans une altération fondamentale du sang, où l'on voit son *sérum* prendre plus de consistance et le *cruor* perdre sa rutilance ; aussi lui appliqua-t-on les remèdes les plus favorables à sa recomposition, opposant les remèdes alcalescents aux principes acidifiants qui paraissaient produire ces désordres. Si grand que soit le triomphe de l'humorisme dans cette maladie qui s'attaque à la généralité de l'organisme, et où la simulance de toutes les maladies du système nerveux peut apparaître, on sait que l'épilepsie, la paralysie peuvent en être la suite ; elle a pourtant prêté, comme les autres cachexies, un point d'appui aux partisans de l'irritation et des phlegmasies intestinales. En effet, si l'on se reporte aux temps où ces phénomènes inexpliqués, qu'excitaient ces complications morbides, égaraient les meilleurs esprits, on se représentera facilement qu'élucidés par l'étude vasculaire des organes digestifs, il n'y eut que des adhérents à un système qui les traduisait avec une puissance de logique d'autant plus grande qu'elle se puisait dans des relations jusqu'alors inconnues. Tandis qu'on se rendait parfaitement compte de l'altération dans la couleur du visage, d'un peu de bouffissure, du peu de fermeté dans les membranes muqueuses qui leur laissaient suinter le sang (ainsi le moindre attouchement le déterminait aux gencives), des ecchymoses à la peau, de la débilité, dans le premier degré, qu'on comparait avec assez de raison aux pâles couleurs (causées aussi par une anormalie dans la composition du sang) : on était un peu plus embarrassé quand il fallait traduire l'oppression, la disposition à l'étouffement qui se rencontraient dans les phlegmasies pulmonaires, où la saignée devient urgente. Mais dans le troisième degré, où la résolution des forces est portée à un point que la putréfaction du sang (suivant le langage de l'école et le pus mêlé au sang dans la phlébite ratifie bien ses expressions) pouvait seule expliquer : alors cette coïncidence fatale du trouble des organes digestifs dans ces diarrhées sanguines venant corroborer le phénomène de la débilité, il ne manquait plus à cette manifestation solidiste que la complication de la fièvre pétéchiale ou du typhus, qu'on appela *gastro-entérite*. C'est ainsi qu'au milieu des demi-jours d'une science incertaine, un flambeau plus vif venant éclairer des faits jusqu'alors incompris, prête à celui qui l'amène une clarté dont l'illusion nuit encore à ses pâles reflets. Toutefois en thérapeutique, prenant le résultat curatif pour base du traitement, on pourrait aliéner son attention sur les données ingénieuses qu'un système vient offrir, mais on conservera un jugement assuré pour bien distinguer les modes morbides divers qui, comme nous l'avons vu, peuvent militer en faveur de méthodes étrangères à l'ontologie directe, telles que la saignée dans l'imminence de la suffocation, et les boissons acidules, végétales, qui doivent l'assister, afin de revenir avec plus d'efficacité à l'emploi des plantes alcalescentes dont les décoctions et les sirops se composent : le cresson de fontaine, cresson alenois, cocléaria, raifort cultivé et sauvage, qui sont les plus puissants antiscorbutiques de nos climats.

CANCER LOCALISÉ.

L'organisme s'altère, ses tissus changent de texture, ses amoncellements de forme, ses surfaces de coloris, la souffrance fait place au bien-être; car les membranes ont une sensibilité anormale, c'est le règne morbide dans les acceptions vitales aiguës. Dans le furoncle, les aréoles du tissu dermoïde se sont écartées, étendues; elles offrent des épaisseurs à hexagones comprimés, allongés, suivant qu'elles enceignent le pourtour, le fond ou la surface de cette manifestation. Les cartilages d'incrustation s'épaississent dans les tumeurs blanches, une rougeur obscure, une teinte brunâtre se décèlent sur les membranes séreuses, muqueuses, dans les gastrites, dans les pleurésies : le corps ne peut ni s'établir en repos ni se mouvoir sans douleur, car toutes les cavités renferment la souffrance dans les inflammations intenses des organes externes et internes.

Mais si ce règne persévère, les altérations seront encore plus notoires : les organes contractiles perdront la fibrine dans les muscles changés en gras, le tissu cellulaire prendra des dimensions démesurées dans l'obésité, l'anasarque ; la peau s'étiolera ou prendra des teintes anormales, les muqueuses durciront pour s'opposer aux fonctions.

Et phase dernière, irrésiliable, sous l'influence désorganisatrice, de nouveaux corps se procréent : les tubercules, les concrétions tophacées, les lipômes ; ou les anciens tissus s'anormalisent complétement, les os deviennent un tissu molâtre ; mais la couleur n'a pas changé dans ces profondeurs, car le tubercule blanc dans la chair et au poumon devient seulement grisâtre dans le mésentère, et son intérieur est rempli d'une pulte blanchâtre ; quand les téguments s'épaississent, brunissent, s'exulcèrent dans la lèpre, les ulcères, se laissant investir par des tumeurs gommeuses, aux articulations par des masses gélatineuses qui ont remplacé l'organisation, et leur surface voit apparaître des ganglions amoncelés dont la forme tuberculeuse rappelle les débuts de l'état morbide, l'étendue et la couleur noire, l'excès et le terme. Sans cependant que la mélanose, attribut des cancers extérieurs, soit essentielle à l'entité carcinomateuse ; car on la rencontre dans les intrications du système veineux, à l'entrée des bronches, au médiastin postérieur ; quand la couleur blanche reparaît dans les cancers du pylore de l'estomac entier, mais parsemée de points rougeâtres, noirâtres et formulant comme une chair hachée et composée diversement dans les carcinomes du testicule, des mamelles, organes plus extérieurs, permutant de l'intérieur à l'extérieur avec la forme et l'induration du cartilage, le noir des glandes bronchiques et la laxité des tissus les plus mollasses sous la forme encéphaloïde et la texture placentaire.

Ces altérations organiques, ces produits anormaux, résultat de l'influence qu'un principe étranger recèle et développe dans les solides : chairs fougueuses hypertrophiées, productions skirreuses, carnifications ; dans les liquides : sang altéré, sanie, pus, produit de la pourriture d'hôpital, dont la série vient d'apparaître dans les pages de l'État humoral, n'en sont pas les apanages exclusifs; car le sang s'altère et s'épaissit, prend les couleurs les plus foncées, ou s'étiole pour ainsi dire, perdant sa consistance plastique : dans les inflammations cérébrales, dans l'anémie; dans les terminaisons purulentes pour les inflammations séreuses, muqueuses, du tissu cellulaire. Mais passagères autant que rapides, ces démonstrations ne forment plus un type morbide, comme les tubercules de l'affection phthisique, pulmonaire, hectique, les ganglions hypertrophiés du virus scrofuleux, la laxité immense des vaisseaux sous l'influence scorbutique, l'induration douloureuse du skirre cancéreux; car c'est souvent à l'insu des malades, ou cachés par d'autres souffrances, que ces derniers phénomènes s'établissent : la plasticité gommeuse, la transformation gélatineuse, la production des tubercules, l'amoncellement des ganglions scrofuleux, la fonte putride. Mais le cancer accepte toutes les formes désorganisatrices : épaississement du parenchyme, chairs baveuses, bourgeons de mauvaise nature; d'où peuvent sourdre et l'hémorragie et la purulence, ou une sanie souvent limpide dont l'âcreté plus puissante recèle un germe incoercible, chez qui la douleur n'est qu'un des termes quelquefois atroce, quand sa longanimité devient plus horrible à décrire.

Dans ces formes variées, ces attributions entitaires, comment ne pas reconnaître la multiplicité des causes qui rappellent les virus? Mais cette recherche deviendrait presque inutile arrivée à cette progression; car le skirre cancéreux n'est que peu modifiable, et, si l'on tente d'altérer sa nature, il faut chercher les éléments des remèdes dans les synanthérées, les urticées, les ombellifères vireuses. Ces mêmes plantes deviendraient favorables dans le second degré ascendant, quand on a appris à reconnaître dans le cours de ce traité quels condiments à apporter dans la forme du premier.

SPHACÈLE OU GANGRÈNE PROFONDE.

La gangrène est la mort partielle qui frappe une partie quelconque de l'organisme; on la confond avec la putréfaction, parce que celle-ci lui succède; mais elle en diffère, comme le représente Quesnay, ainsi qu'un morceau de viande fraîche, qui, quoique morte, n'est point corrompue. Sa manifestation, qui ne peut être le résultat d'une cause légère, apporte toujours à l'esprit du vulgaire une idée de terreur. Que penser en effet d'un phénomène qui partout s'exalte et n'est que l'avant-coureur du néant? Car toute partie vivante ou plutôt sensible peut voir ses facultés anéanties dans une contusion violente des parties externes ou des membranes intérieures. C'est le cas le plus ordinaire; mais ce que l'attrition produit : une excitation anormale, le sang extravasé, un poison, l'urine, la matière fécale répandus dans le tissu cellulaire, les cavités splanchniques, peuvent le déterminer. Aussi, voit-on la gangrène survenir après beaucoup d'inflammations, comme le dit la pathologie, par l'amoncellement des liquides sanguins, séreux, purulents, qui, pressés et contenus par les bandes aponévrotiques, réagissent sur les parties fonctionnelles, et, par leur pression et leur irritement, peuvent amener les plus grands désordres : ainsi dans les blessures par armes à feu; mais une influence secrète, un mobile inconnu peut les faire paraître dans nos surfaces internes, sous l'épithélium des membranes muqueuses, sur la face externe des séreuses. L'ancienne pathologie ne fait mention que de ces terminaisons dans la péritonite, la pleurésie, et l'investigation des modernes l'a trouvée dans la dothinentérite, c'est-à-dire que dans les fièvres graves : le typhus, la fièvre typhoïde, la tendance aux eschares perforantes est le point culminant du danger.

Mais, pour reprendre de plus loin cette histoire, ne voit-on pas toute espèce de plaies menacées de cette complication dans les chaleurs de l'été? Et la crainte que cette saison inspire pour son avénement indique la source humorale qu'on lui assigne, assimilant ainsi le mouvement de fermentation septique avec l'essence de cet accident. En effet, les inflammations gingivales, tonsillaires, membraneuses, buccales, ne réfléchissent-elles pas de préférence ce mode destructeur? Je ne parlerai pas de l'étranglement intestinal, épiploïque, vésical, qu'il peut compliquer, puisque les aponévroses trop tendues en sont la cause, comme aux appendices enveloppés de cette membrane solide, où la chirurgie est triomphante. Cependant ces maladies sont plutôt estivales. Que dire du mal des ardents, de ces érésypèles épidémiques, où la gangrène était mortelle, et que l'histoire du moyen-âge rappelle à la France comme suivant pendant nombre d'années d'horribles famines? Mais on la voit aussi succéder à l'empoisonnement par l'usage d'un pain composé, où la poudre de l'ivraie se mêle au froment, et le seigle ergoté à des épis plus purs.

Les oreillettes ou les principaux troncs qui partent du cœur, s'ossifiant chez le vieillard quand les ventricules perdent leur contractilité, où toute autre cause ne favorisant plus l'abord du sang dans les parties environnantes, les extrémités se sphacèlent, on voit les membres pelviens se dégager des chairs putréfiées, abandonnant les ossements noircis, *image affreuse d'un squelette animé.*

Quittant ce spectacle funèbre, ne voit-on pas dans l'Inde un mal cruel qui dépouille le corps de ses ornements, le prive de ses organes, emportant le nez, les doigts, un membre, qu'il frappe de la gangrène sèche des auteurs, qui eussent dû ne pas oublier le remède et celui de la gangrène humide qu'établît la morsure des serpents à crochets, mais que l'on compare aussi plus facilement à celle de l'anthrax, de la pustule maligne, des bubons pestilentiels.

Ce que peut l'art dans les cas réactionnaires, c'est, après avoir marqué le point délimitant la mort ou plutôt la putréfaction, par le cercle rougeâtre qui se trace sur les chairs encore vivantes, de prodiguer au nâvré les boissons corroborantes, le bon vin de Bordeaux, ou à son défaut d'ajouter à quelque autre soit la cannelle ou les plantes qui entrent dans la composition du vin aromatique : thym, sauge, serpolet, romarin, et qu'on édulcore.

PARALIPOMÈNES.

La distinction est l'apanage d'une science faite. Une fois l'ontologie ou le classement de certains faits relatant un phénomène essentiel établi, l'esprit du lecteur s'arrête avec bien plus de facilité et peut juger de la désinence des caractères qui conduisent d'une entité bien distincte à une autre d'un ordre différent. Mais, autant le théoricien aime à voyager avec promptitude à travers les faits bien classés, autant le praticien se désespère en voyant la facilité avec laquelle on oppose les circonstances les plus diverses pour en tirer des moyens termes, résultat qui n'est bon qu'en arithmétique; car c'est de cette manière qu'on sème l'erreur à pleines mains. Partant, après avoir examiné les maladies sous les trois aspects les plus physiquement démontrables et étudié leurs physionomies particulières avec assez de netteté, on aura donné en substance qu'un ensemble systématique, un extrait de la science; mais tous ces termes corrélatifs beaucoup plus nombreux qui servent à relier ces quelques faits bien éclatants sont plutôt la science elle-même. Donc, en citant les maladies bien distinctes du Système nerveux : les convulsions, l'apoplexie, la paralysie, la danse de St-Witt, on n'a pas parlé de ces défaillances subites qui n'amènent pas la syncope, mais qui sont bien plus nombreuses; car un nombre infini de causes peut les amener, de même les attaques hystériques, qui peuvent formuler les accès les plus violents des maladies du Système nerveux les plus redoutables. Et, pour suivre notre sujet, nous remplirons cette lacune en faisant remarquer qu'une agitation extrême, une résolution des forces, un malaise, un sentiment insolite et pénible, l'ébranlement de l'intellect ou du corps par une secousse physique ou morale ont toujours un retentissement subit dans les surfaces gastriques et se formulent pyrétiquement, conséquemment que la potion momentanée, c'est-à-dire l'imbibition instantanée d'un verre d'eau froide opposée lors de la secousse éprouvée, de la rénovation d'un accès syncopal, hystérique, est le remède qu'on doit invoquer, et que souvent il peut être solitaire sans cesser d'être fructueux. Du reste, en terminant l'histoire de l'imbibition, il est bon de faire remarquer que lorsqu'elle s'accidente hors le mode accoutumé, son influence devient plus puissante, et qu'elle suffit dans le moment comme opposante au mal que l'on attaque. Dans la potion instante dirigée contre les accès de toux incessants, aucune méthode thérapeutique ne peut et ne doit être mise en usage. Cette règle est au moins aussi sévère dans la potion précipitée; car son usage le plus fréquent dans les empoisonnements, l'hématémèse, l'hémoptisie, le volvulus, contre-indiquent absolument toute autre médication. C'est donc l'apanage de cette forme médicatrice d'offrir par son usage discret des résultats avantageux dans les cas morbides du cours le plus bref, comme dans les manifestations maladives les plus exaltées.

Cependant, des breuvages invoqués dans les cas pathologiques extrêmes, il s'en rencontre dont l'utilité ressort dans des circonstances moins urgentes, et la modification qui doit présider à leur emploi les met à la vérité dans un rang exceptionnel. De ce nombre est l'eau pure qui coule des sources de Limoux et de Foix, fontaines des Pyrénées qu'Hippocrate ignorait, lorsqu'il dit absolument : *L'eau est lourde;* ce qui est vrai pour toute autre que ces eaux, dont on boit à jeun dans une station jusqu'à cent verrées. On conçoit, d'après les idées mécaniques laissées par Boerrhave, que les anfractuosités du canal intestinal ne peuvent qu'être rendues parfaitement élastiques et perméables par l'imbibition de ces eaux souveraines, conséquemment que de pylores, de fièvres hectiques guéries. Mais, pour toucher un point qu'on aborde avec plus de facilité que les départements du Var et des Pyrénées-Orientales, nous parlerons de l'eau des forges (celles qu'on recueille après l'immersion du fer incandescent) ; ce sera un succès de vogue, maintenant que le remède du berger Mélampe est de retour. Elles paraissent douées d'une grande efficacité dans les écoulements gonorrhéiques des deux sexes, c'est-à-dire la leucorrhée et les urétrites chroniques. Le fer, c'est la puissance; mais la rouille la lui ôte dans les mains du chirurgien : peut-être a-t-on pensé qu'en arrondissant son oxyde en pilules, la roue de fortune, par une nouvelle métamorphose, les renverrait très dorées à ses adeptes. Faisons donc couler un médicament sur les névralgies, peut-être reviendra-t-il Pactole; mais c'est un remède, il formera un mixte, *la santé.* Le boulet qui retourne n'a touché que le roc; la pilule qui revient auréfiée n'a guéri personne. Cependant nous avons rapporté la formule qui l'accorde, afin de le rendre plus évident; mais contrairement aux opinions des fauteurs de l'excitement, Haller, Bichat, Pinel, Hallé, Broussais, nous n'irons pas répéter que l'opium, le stramonium, la mandragore, le tabac, la jusquiame, doivent être envoyés contre ce mobile cruel si souvent compliqué de l'état vasculaire. Nous connaissons les expériences qu'ils invoquent, et nous avons été témoins du trouble apporté par leur emploi dans les névralgies. C'est pourtant quelque chose qui émane de leur puissance, mais mise en rapport avec notre organisme, que nous appelons : c'est le fruit d'une plante vulgaire qu'on voit s'élever, fleurir, fructifier, et c'est son globuleux appareil, *capsule*, de qui la graine écrasée donne une huile blanche fort en usage, dont nous broyons la coque, *péricarpe desséché*, entre nos mains, que nous soumettons à l'ébullition dans l'eau pendant un temps limité, que déjà l'art d'amender la toux vous a précisé, et dont le décoctum, bu à chaque surexcitation de la douleur ou désinence du repos, parvient, après quelques formules semblables, à détruire l'une et ramener l'autre. *C'est donc le remède demandé dans les névralgies.*

Mais la mort n'est pas toujours instante, la douleur si cruelle : le délaissement des forces, l'infonctionnalité, une souffrance longanime doivent bien être précisées, et leurs remèdes établis. On aurait bien peu profité (ou plutôt je me serais bien mal fait comprendre) si l'on n'avait pas vu qu'une alliance secrète semblait unir ces derniers ; mais leur principe est ce que nous combattons. Quand il oppose sous la forme d'État nerveux son alliance ontologique, les calmants de cet État, les infusions aromatiques, les bains tièdes ou froids en ont bientôt fait justice ; à l'État vasculaire, il se présente avec une physionomie assez ouverte : c'est la pustule maligne, l'anthrax, la cérébrite, l'apoplexie, la paralysie ; les boissons acidules, rafraîchissantes, la saignée, les dérivatifs ont encore quelque résultat. L'État humoral ressemble à l'hiver des climats tempérés ; il n'amène que des combinaisons fortuites de l'ontologie, de l'humeur, d'un état vasculaire subintrant. C'est au moins l'histoire des complications. Reprenons. Dans l'Irritation, nous avons signalé une des plus graves, l'épilepsie, et nous avons indiqué des remèdes benins, inefficaces. Ce n'est pas cette première qualité qu'affecte celui de l'émission sanguine au moment de l'accès dont la somme (une verrée) doit être bue par le malade à la terminaison du paroxisme ; mais des observations prouveraient qu'il ne participe pas à la seconde. Placerons-nous dans ce mode la faiblesse, l'atonie musculaire, par la fatigue, le manque de nourriture, ou son insuffisante qualité ? Dans le scorbut, le sang de la tortue marine a redonné de la vigueur à des hommes qui ne pouvaient plus s'aider de leurs membres. Dans la résolution des forces qu'amène une équitation rapide : chez les Scytes, comme l'écrit Virgile, et depuis, les Tartares, ainsi que le rapporte Matthias à Michou, Paul Venète, Sigismond Baron ; dans quelques contrées de l'Europe, chez les Thraces, les Concaniens, suivant le récit de Varon, le sang tiré dela veine au pied du cheval ranime et reconforte le cavalier que la faim presse ou que la soif tourmente. Du reste, des gens de guerre m'ont rapporté qu'un verre de sang tiré de la jugulaire au cheval était un bon tonique. Ce qui est employé comme cordial peut jouir de grandes propriétés comme contre-poison; aussi parmi les secours les plus prompts à employer, dans les cas qui les répètent, nous avons offert le sang des animaux, et de temps immémorial le coagulum du chien, du lièvre, était estimé posséder cette propriété; mais des solipèdes et des ruminants, que j'estimais utiles, je n'eusse point exclu le bœuf parfait. Cependant Dioscoride proclame son sang vénéneux; Pline l'affirme, et Nicandre compare à un fou celui qui en boirait de tout récent. Quelle que soit l'explication que l'étude du chimiste vivant puisse donner de cette assertion, celui-là serait plus fol encore qui, dans l'événement supposé, rejeterait le sang de ce bisulque.

Quittons cette pharmacopée cruelle que la nécessité nous fait enseigner; et pour relever les forces de l'homme, ou modifier son habitude maladive, cherchons dans d'autres climats des remèdes efficaces contre les maux auxquels leur séjour dispose. C'est nommer une fois encore le scorbut, et je ne puis passer sous silence l'éloge que fait le capitaine Cook de la liqueur des cocos, fruit du *Cocos nucifera*, qu'il proclame comme l'antiscorbutique par excellence. Mais le mal est partout : s'il s'élance de la zône torride, il persévère dans nos régions tempérées; empruntons cette fois pour notre usage discret un fruit que produit l'Inde. On le croit propre aux affections profondes du canal intestinal et du système nerveux central, qui se traduisent par l'affaissement, l'inappétence, l'amaigrissement, quelquefois le dévoiement, et sert très bien de condiment potionnel : c'est le *Boa-tampai-jang*. D'après M. Guibourt, « ce fruit sec a généralement une forme ovoïde, un peu renflée au milieu, quelquefois amincie en pointe aux deux extrémités; mais le plus ordinairement il est aminci seulement du côté du pédoncule, qui offre une cicatrice oblique souvent partagée en deux par une ligne proéminente, ce qui indique l'adjonction latérale d'une ou deux carpelles adnées sur le même pédoncule. Cette disposition, qui est celle des fruits des *Sapindacées*, jointe à l'indéhiscence des carpelles, à l'absence de toute ligne suturale et de tout vestige de stygmate, enfin à la nature éminemment mucilagineuse du péricarpe renfermant un indocarpe cartilagineux et une amande à deux cotylédons pourvus d'une fossette à l'extrémité opposée au pédoncule : tout indique que ce fruit appartient en effet au genre *Sapindus;* et, après l'avoir comparé au fruit du *Sapindus rabiginosus* de Roxburg figuré dans les *Plantes du Coromandel*, tom. I, table 62, je ne fais aucun doute qu'il n'appartienne à cet arbre de l'Inde, remarquable par sa grandeur et par la dureté de son bois, qui le rend propre à un grand nombre d'usages. » Suit l'analyse, dans laquelle, sur cent parties, près de soixante de *Bassorine*, environ trente d'amidon, un centième et demi d'un extrait mucilagineux et astringent, un millième d'extrait salé et amer et perte ne font pas penser à l'auteur de cet article que le tampai-jang puisse jouir de propriétés médicales, ce qui paraîtrait prouvé par les expériences de M. Martin Salon, qui n'a pas expliqué le mieux-être survenu après leur emploi dans un cas de diarrhée et un autre de dyssenterie autrement que par les moyens coadjuteurs et généraux : la diète, le repos et cette boisson mucilagineuse, quand ceux qui la présentaient lui attribuent cette faculté sans partage. Quant à moi, j'avais vu le tampai-jang employé dans des cas nombreux, toujours apaiser le désordre du canal intestinal ou corriger le relâchement des vaisseaux exhalants dans les hémorragies pulmonaires, utérines, et que, non content de son inocuité complète, j'eusse cru devoir attribuer beaucoup de mieux-être à l'emploi de la décoction de ce fruit; et dans quelques cas très discrets à la vérité, mais personnels, je n'aurais eu qu'à m'en louer. On sait que le médecin qui l'a employé et l'a fait connaître est M. Piéplu.

Enfin, si les organes de la digestion ont été frappés de stupeur, le cœur abirrité par les émissions trop voisines du fluide qui le remplit et l'anime ne demande plus, dans la période d'affaissement des fièvres typhoïdes, l'élément que lui fournissaient les ventricules nourriciers lorsque, dans leur normalité, ils choisissaient et envoyaient le chyle régénérateur. Cette phase pénible ne doit pas toujours l'être aux saignées coup sur coup; on la rencontre dans la gastrite chronique traitée par la méthode expérimentale, dans la phthisie pulmonaire ou la diathèse adéneuse traitées par les suppuratifs et des remèdes errhatiques. Le sang qu'un docteur fait émettre et qu'un autre prétend rétablir se reformera à une source qui, quoique vulgaire, la *galactrophie*, réalise des bénéfices incompris. Ainsi, en s'adonnant pendant un nombre de jours quelquefois étendu à la seule imbibition de ce produit animal, des malades chez qui les voies alimentaires paraissaient fermées se sont trouvés étonnés de pouvoir ingérer une pinte de lait (deux litres) dans les vingt-quatre heures; et, lorsque cette quantité pouvait être dépassée, on leur accordait par degré des potages gras, des mets substantiels, du vin, en continuant matin et soir son usage.

Comme on n'a jamais plus à dire qu'en parlant de choses réputées connues, nous ne nous emparerons pas de ce facile avantage concernant le lait, dont les pesées différentielles semblaient établir pour des gens trop fascinables le gage de l'intégrité et de la bonne qualité de ce produit divin; nous mentionnerons seulement que le lait, estimé profitable dans la phthisie pulmonaire, la gastrite chronique, le sera toujours, et que son rejet dans les maladies scrofuleuses devra être rapporté s'il est pris à des sources moins pures que la Franche-Comté et la Hollande, mais moins impures que les laiteries de Paris. Il faut sortir de ce bassin où l'air et l'hygiène des animaux vicient le lait épandu de leurs trayons, aussi bien que le froid des vases métalliques, terreux, et le perfide et prompt alliage des eaux chargées d'amidon et de colorine. Il faut, surmontant les coteaux qui dominent au loin la ville, aller respirer l'air pur que les bisulques et les solipèdes ont en abondance, et dont le lait substantiel, savoureux, nutritif, s'imprègne de l'arôme et de la puissance des simples des prairies, et qui, d'après le conseil de Tissot, devrait être tété aux trayons même ou aussitôt bu que reçu dans des sébiles ligneuses qui n'altèrent pas sa chaleur native.

FIN.

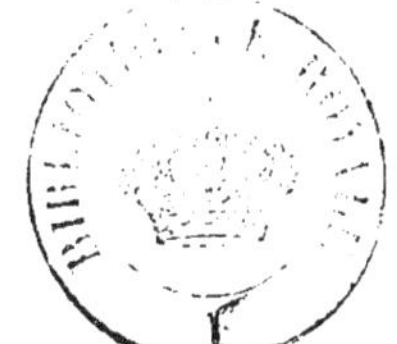

TABLE GÉNÉRALE.

TABLE GÉNÉRALE.

FIN DE LA TABLE.

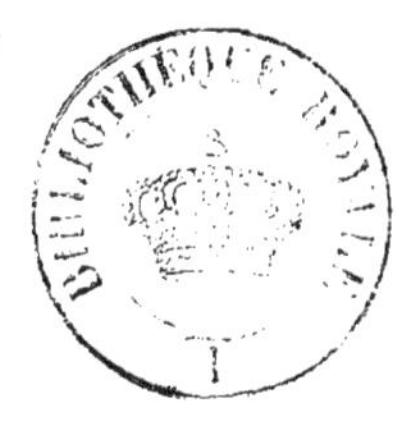

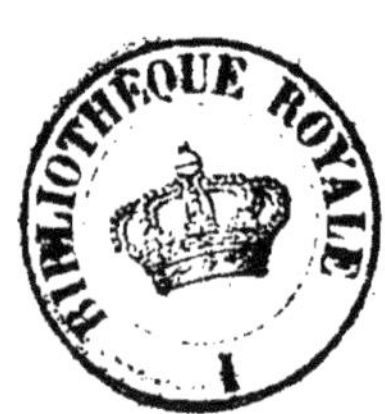

TABLE SYNOPTIQUE

…ies divisées en Trois Classes : suivant les États Morbides qui les distinguent, et ordonnées d'après les affections simples, multiples ou vagues des Appareils organiques, avec les Condiments des Tises employées dans leur cours; … l'indication générale qu'apportent ces États, l'indication particulière des Appareils fonctionnels, et de l'entité morbide. La masse de véhicule à administrer, son ingestion par gorgées plus ou moins légères ou rapides, les modifications …eur ou de froid qu'il doit apporter, sont rapportés devant l'accolade à chacun des États. Cette distinction puissante établie dans les aspects morbides divers différentie pour le Praticien les phases …gitives d'une même maladie et …n jugement calme au milieu des douleurs qu'apportent d'autres appareils compromis ou des entités diverses qui surgissent, puisque tout doit se formuler sous l'un ou l'autre de ces États; conséquemment les passages si subits et …s de l'irritation à l'inflammation, de ces deux derniers à l'État humoral et de celui-ci dans les deux premiers, ne l'étonneront pas; aussi bien que l'assemblage des maux qui constitue les Maladies …ltiples, tout devant d'abord se … dans ces formes primitives : quand l'étude de leur cours succédané est rendue moins ardue par l'abstraction qui résulte de l'emploi des modificateurs appelés contre leurs premiers mobiles. Paant le nombre plus ou moins …able des ingrédients rappelés dans cette Table après chaque affection n'implique pas leur emploi général, c'est au praticien qu'il appartient de choisir et souvent de combiner, comme il est expliqué dans la Méthode, aux tisanes …ées; de même, quoique nous rappellions dans ce titre que le genre de traitement par l'eau, température ordinaire ou en ébullition, est établi aussi à la marge de chacun des États, cependant pour mieux préciser, il arrive que dans … de la Table on rappelle le mode d'infusion qui appartient à l'État nerveux, l'ébullition plus soutenue utile dans l'État vasculaire et les décoctions pour l'État humoral.

(Le nom scientifique de chaque Plante est rapporté lors de sa première inscription devant le nom vulgaire; lors de sa répétition, on ne rappelle que celui-ci).

Dans l'état d'irritation, la potion accoutumée de 1 à 2 litres en 24 heures est employée chaude avec édulcoration. Elle fut placée dans … à la potion à l'instance.

- APPAREIL TÉGUMENTAIRE ET MUQUEUX. — IRRITATION. Modification remarquée après une violente secousse de l'organisme, mécanique ou morale, après l'empoisonnement par les gas méphitiques : [illegible] … *rubrum*, groseiller.
- APPAREIL DE LA RESPIRATION. — FOSSES NASALES. — Coryza : Alexitères : *Androsæmum officinale*, toute saine; *Pæonia officinalis*, pivoine. FAUCES. — Synanche tonsillaire : [illegible] … SYNANCHE PALATINE ET UVULAIRE : *Cratægus oxyacanthoides*, épine-blanche. SYNANCHE PHARYNGIENNE : [illegible] … APHONIE : *Sysimbrium officinale*, herbe au chantre. CATARRHE AIGU : *Antirrhinum majus*, mufle de veau; [illegible] … *Papaver somniferum* [illegible] … réglisse. GRIPPE : Décoction de *Brassica napus*, navet, édulcorée avec le sirop de *Brassica oleracea*, choux rouge. [illegible] … lierre terrestre : édulcoration avec le sirop d'adragantine, suc épaissi de l'*astragalus tragacantha*.
- APPAREIL DE LA CIRCULATION SANGUINE. — DÉSORDRE DES MOUVEMENTS DU CŒUR : Feuilles du *Citrus aurantium*, oranger; [illegible] PALPITATIONS : [illegible]
- APPAREIL DE LA DIGESTION. — GASTRALGIE : *Linaria cimbalaria*, cimbalaire; *Acanthus mollis*, acanthe branc-ursine; *Angelica sylvestris*, angélique; [illegible] *Coriandrum majus*, coriandre; *Fœniculum officinale*, graine de fenouil; *Sison amomum*, le chervis; *Smyrnium* [illegible] … *Carum carvi*, carvi; *Anethum* [illegible] TRANCHÉES CAUSÉES PAR VERS INTESTINAUX : [illegible] VOMITURITIONS : *Ptarmica lutea*, Eupatoire de Mésué. LIENTERIE; DIARRHÉE : Eau de *Oriza sativa*, riz; sirop de [illegible] … cormier; du *Cornus mas*, cornouiller.
- APPAREIL GLANDULAIRE. — GLANDES SALIVAIRES, PAROTIDES, SOUS-MAXILLAIRES, SUBLINGUALES. — Sécrétion de la salive arrêtée : [illegible] … *Marchantia polymorpha*, hépatique; *Chamædris fruticosa*, chamædris; *Cannabis sativa*, chènevis.
- APPAREIL DES VOIES URINAIRES. — REINS. — Douleurs néphrétiques : Graine de *Lithospermum arvense*, grémil, herbe aux perles; [illegible] … *Pastinaca sylvestris*, panais sauvage; *Tordylium maximum*. VESSIE. — Cystalgie : *Chærophyllum temulum*, [illegible] … CANAL DE L'URÈTRE. — Sensation de chaleur en urinant : *Tribulus repens*, chiendent; [illegible]
- APPAREIL DE LA GÉNÉRATION CHEZ L'HOMME. — EXCÈS D'EXCITATION; SATYRIASIS : Émulsion des quatre grandes et petites semences froides; [illegible]
- CHEZ LA FEMME. — ABSENCE DE LA MENSTRUATION. — Leucorrhée; Pales couleurs : [illegible] … *Matricaria parthenium*, matricaire; *Chamæmelum vulgare*, camomille; [illegible] … Fleurs de l'*Asphodelus albus*, asphodèle; *Nymphæa alba*, nénuphar, lis d'étang, blanc d'eau, volet; *Alisma plantago*, [illegible] … *sylvestris*, valériane des bois. DÉFAUT DE TON; FLEURS BLANCHES; MENSTRUATION EXCESSIVE : *Symphytum officinale*, [illegible] … *Achillæa millefolium*, millefeuille.
- APPAREIL DE L'INNERVATION. — SYSTÈME GANGLIONAIRE. — Ébranlement; Affaissement : *Melissa officinalis*, mélisse; *Betonica officinalis*, bétoine; [illegible] … *Arnica montana*. TREMBLEMENT : *Salvia officinalis*, sauge. PARALYSIE : *Primula veris*, la primevère, fleurs et feuilles; [illegible] … groseille, cerises. SPASMES : Fleurs d'oranger. MAL ST-MAIN; DANSE DE ST-WIT : Cataire, valériane. CONVULSIONS : [illegible]
- APPAREIL DU MOUVEMENT. — OS; MUSCLES; ARTICULATIONS. — Contusions; Blessures : Alchimille, millefeuille, bugle, sanicle. RHUMATISME : [illegible]
- APPAREIL TÉGUMENTAIRE. — IRRITATION EXTÉRIEURE. — ENTÈNE; FEU VOLAGE : *Mentha crispa*, menthe crêpue. FIÈVRE ÉPHÉMÈRE : Eau [illegible]

Dans l'état vasculaire, la potion accoutumée de 2 à 4 lit. est journalière, chaude ou froide, suivant l'état du Patient ou d'Apyrexie. Elle fait place à la potion précipitée dans l'urgence de la douleur. L'édulcoration c'est point de rigueur.

- APPAREIL CELLULAIRE. — PHLEGMON : Fruits acides écrasés, étendus dans l'eau bouillante. ABCÈS : Décoction de *Verbascum thapsus*, molène; [illegible]
- APPAREIL DE LA RESPIRATION. — FOSSES NASALES. — Coryza aigu : Infusion de pouliot, mélisse; *Phlomis vulgaris*. FAUCES. — Synanche tonsillaire : [illegible] … noir, du *Rubus fruticosus*, ronces, du *Berberis vulgaris*, épine-vinette. SYNANCHE LARYNGÉE : Décoction des feuilles [illegible] … *Morus alba*, mûrier blanc; potion à l'instance. POUMONS. — Catarrhe sur-aigu; Grippe; Coqueluche : Infusion [illegible] … *dactylifera*, dattes; du *Ziziphus vulgaris*, jujubes; Julep papavérisé. CATARRHE SUFFOCANT; ANGINE DE POITRINE; [illegible] … sirop de pavot blanc; potion chaude à l'instance dans la toux, la sputation, l'hémoptisie. PLEURÉSIE : Infusion des fleurs [illegible] … violette; *Papaver rhœas*, coquelicot; quatre-fleurs édulcorées avec le sirop de gomme; potion chaude accoutumée.
- APPAREIL DE LA CIRCULATION SANGUINE. — CŒUR. — Cardite; Péricardite; Anévrisme actif par hypertrophie des ventricules; Artérite, troncs principaux : [illegible] … Phlébite : Sucs acides dans l'eau bouillie et refroidie à dix degrés centigrades; potion précipitée; après sédation et [illegible] … *Ajuga reptans*, bugle ou petite consoude; *Brunella vulgaris*, brunelle; *Sanicula europæa*, sanicle; *Alchimilla vulgaris*, [illegible] … *Solidago virga aurea*, verge d'or; *Veronica mas*, véronique mâle; [illegible] … *Teucrium chamædris*, germandrée, petit chêne, chênette.
- APPAREIL DE LA DIGESTION. — CANAL INTESTINAL. — Stomatites; Glossites : Fruits rouges. Empoisonnement par les caustiques, les narcotiques : [illegible] … ESTOMAC. — Gastrite; Hématémèse : Eau froide; potion précipitée, [illegible] … avec la gelée de groseilles framboisée. GROS INTESTINS. — Coliques : Décoction de cinéhalaire, de velvote, [illegible] … de *Cornus*, de cornouilles, de sorbes, fruits du *Cratægus latifolia*; de coings, fruits du *Pyrus cydonia*. [illegible] … du Rectum, et chute du Fondement : Décoction de têtes de poireau, *Porrum sepivum*, coupée avec un cinquième [illegible] … pourpier; *Sedum album*, trique-madame; *Chærophillum sativum*, cerfeuil; *Scandix pecten Veneris*, peigne de Vénus; [illegible] … Décoction de graines céréales diversement préparées, édulcorées avec les conserves des fruits des rosacées [illegible]
- SÉCRÉTION AUGMENTÉE DE LA MUQUEUSE. — CHOLÉRA : Boissons très chaudes d'infusions aromatiques diverses; de *Mentha piperita*, menthe poivrée; *Mentha* [illegible]
- GLANDES SALIVAIRES. SÉCRÉTION EMPOISONNÉE. — RAGE : Infusion de *Melampyrum arvense*, blé de vache; *Alyssum calycinum*, l'alysson; eau hydrargyrienne.
- FOIE. — HÉPATITE : *Fumaria officinalis*, fumeterre; *Marrubium vulgare*, marrube blanc; boisson chaude et précipitée.
- SÉCRÉTION EXALTÉE. — FIÈVRE JAUNE. — Sécrétion intempestive de la bile accompagnée de fièvre : Sucs acides mêlés à l'eau bouillante, [illegible]
- APPAREIL DES VOIES URINAIRES. — REINS. — Inflammation : Décoction des graines de *Fœnum græcum*, Fenu-grec; du *Plantago psyllium*, herbe aux puces. [illegible] … INFLAMMATION DE LA PROSTATE : Décoction des fruits du *Fagus castanea*, châtaignes, torréfiées et concassées. [illegible]
- APPAREIL DE LA GÉNÉRATION CHEZ L'HOMME. — PÉNIS-PENITE : *Agnus castus*. PRIAPISME : Nénuphar. CANAL DE L'URÈTRE. — Inflammation par infection : [illegible] … graine de lin. ADÉNITES INGUINALES : Douce amère; *Saponaria officinalis*, saponaire; *Smilax sarsaparilla*, salsepareille.
- CHEZ LA FEMME. — CLITORIS. — Nymphomanie; Fureur utérine : Fleurs et graines des plantes froides. Inflammation des grandes [illegible] … PENIL; AINE. — Adénite : Décoction de graine de lin et pampres de cerfeuil.
- GROSSESSE; ACCOUCHEMENT; COUCHES : *Arundo donax*, canne de Provence; *Cyperus vulgaris*, souchet; [illegible] … de Lochies : *Aristolochia clematitis*, aristoloche. Hypermétrie : Décoction de graine de lin à laquelle on ajoute une [illegible] … *adianthum nigrum*, capillaire noir; *Adianthum capillus veneris*, adiante, capillaire de Montpellier; *Adianthum* [illegible] … Crevasses; Perte du Mamelon; Abcès développé dans la masse glandulaire et le tissu cellulaire, [illegible]
- APPAREIL DE L'INNERVATION ENCÉPHALE. — CÉRÉBRITE. — Coma; Carus : Sucs acides étendus dans l'eau bouillante administrés à la température de trente à quarante [illegible]
- MEMBRANES ET NERFS. — PHRÉNÉSIE : Sucs acides étendus dans l'eau bouillante administrés à des températures diverses. Névralgies; Goutte [illegible] … de l'appareil … otite : Dans toutes ces phlegmasies des organes des sens, soit qu'elles affectent les membranes [illegible]
- APPAREIL DU MOUVEMENT, OS, MUSCLES, ARTICLES. — OSSITE : Espèces vulnéraires. Arthrite; Tumeurs blanches : Décoctions de plantes émollientes auxquelles on ajoute [illegible]
- MALADIES GÉNÉRALES. — FIÈVRES : Inflammatoire : Infusion de feuilles, de fleurs de mauve édulcorée avec les conserves acides. [illegible] … limonade, orangeade. Ataxique : Eau panée, hydromel, décoction blanche de Sydenham. Fièvre thermale : [illegible] … *Teucrium chamædris*, germandrée, petit chêne. Fièvres exanthématiques; Rougeole; [illegible] … Fièvres pestilentielles; Fièvre miliaire; Ortiée; Suette; Peste du Levant : Infusions diaphorétiques; [illegible]
- APPAREIL TÉGUMENTAIRE. — ÉRÉSYPÈLE, FEU SAINT-ANTOINE, FEU VOLAGE : Clous, Furoncles : Bouillon d'herbes; de veau, carottes, [illegible]

Dans l'état humoral, la potion accoutumée de 4 litres en 24 h. fait place à la potion modérée, quand les malades quittent le domicile à la potion instante dans les exacerbations de toux. L'édulcoration est quelquefois utile, quelquefois nuisible.

VIRUS.

Variole. Cowpox. Scarlatine. Rougeole. Teigne. Gale, prurigo. Clous furoncles. Érésypèle. Anthrax. Pustule maligne. Syphilis. Scrofules. Dartres. Lèpre. Scorbut. Cancer. Suppression menstruelle. Laits répandus. Rhumatisme. Goutte.

Ces dans un point de l'organisme, ils peuvent après une extinction apparente revenir dans les mêmes appareils avec un cortège nouveau, ou se jeter sur des organes étrangers et rétablir les maladies que l'ontologie réclame, l'hétisie pulmonaire, tuberculeuse, ou des affections mixtes : les syphilides, les dartres, susceptibles encore de permuter leur essence et former de nouveaux virus.

- APPAREIL CELLULAIRE. — MAL DES BARBADES : Décoction de *Gentiana lutea*, gentiane; de *Smilax sarsaparilla*, salsepareille. [illegible]
- APPAREIL DE LA RESPIRATION. — FOSSES NASALES. — Catarrhe nasal chronique; Production de fausses membranes : *Betonica* [illegible] … POUMONS. — Catarrhe chronique; Phthisie : *Hyssopus officinalis*, hysope; *Glechoma hederacea*, [illegible]
- APPAREIL DE LA CIRCULATION SANGUINE. — DÉGÉNÉRESCENCE DU TISSU DU CŒUR; ULCÈRES; COLLECTIONS DE PUS DANS LE PÉRICARDE; POLYPES DU CŒUR : [illegible] … *marrubia*, Argentine.
- APPAREIL DE LA CIRCULATION SÉREUSE. — HYDROPÉRICARDE : Pariétaire, chiendent, nitrate de potasse. Hydrothorax; Ascite; [illegible] … *Ruscus aculeatus*, petit houx; les racines apéritives mineures; *Ononis repens*, arrête-bœuf, [illegible]
- CHAÎNE DE GANGLIONS LYMPHATIQUES. — MALADIE SIPHILITIQUE CONSTITUTIONNELLE; AFFECTION STRUMEUSE; [illegible] … *Silene inflata*, le behen blanc; [illegible] … le traitement des scrofules.
- APPAREIL DE LA DIGESTION. — STOMATITES : EXTÉRIEURES, [illegible] INTÉRIEURES : [illegible] … *Tragopogon pratense*, salsifis; *Brassica rapa*, rave; *Raphanus raphanistrum*, [illegible] … 1er degré : Rejet des aliments. Pylore : [illegible] … de sang altéré, par la bouche. [illegible] 1er degré : Ulcération de la muqueuse intérieure [illegible] … de l'OMENTUM; [illegible] … MÉSENTÈRE; [illegible] … parois ventrales; Adhésion des viscères; Perforation de l'intestin qui communique dans la cavité [illegible] … *Carduus lanceolatus latifolius*, le chardon de la Pavena; *Carlina vulgaris*, carline, [illegible] … Fruits broyés ou pulvérisés de l'*Æsculus hippocastanum*, marron d'Inde; [illegible] … scrophulaire, herbe du siége, herbe du tur : *Scrophularia nodosa*, la scrophulaire des bois.
- FOIE. — ALTÉRATION DU PARENCHYME, [illegible]
- APPAREIL DES VOIES URINAIRES. — HYPERTROPHIE DES REINS : [illegible] … *Spiræa filipendula*, filipendule; *Achillea millefolium*, millefeuille; *Plantago psyllium*, herbe aux p[illegible]
- APPAREIL DE LA GÉNÉRATION. HOMME. — GONORRHÉE CHRONIQUE : Racines de *Ruscus sempervirens*, houx; *Ilex aquifolium*, houx; [illegible] … PROSTATE : [illegible] … MÉAT, [illegible]
- FEMME. — CATARRHE DES MUQUEUSES DU VAGIN, DE L'UTÉRUS. — [illegible] … *Geranium sanguineum*, bec de grue; *Columbinum*, pied-de-pigeon; *Robertianum*, herbe à Robert; [illegible]
- APPAREIL DE L'INNERVATION. — FUNGUS DE LA DURE-MÈRE : [illegible] … CERVEAU : [illegible]
- APPAREIL DU MOUVEMENT. — OSTÉO-SARCOME; SPINA-VENTOSA; EXOSTOSES; HYPERTROPHIE RÉGULIÈRE DES OS : [illegible]
- APPAREIL TÉGUMENTAIRE. — CUIR CHEVELU. — Gourme : Lait. Teigne : Pensée. Favus : bardane. Gale : Scabieuse. [illegible]
- AFFECTION SCORBUTIQUE. — INFESTANT TOUS LES TISSUS, [illegible] … *Nasturtium palustre*, cresson d'eau; *Lepidium sativum*, cresson alénois; *Cochlearia officinalis*, [illegible] … *Tropæolum majus*, capucine; *Veronica aquatica*, véronique d'eau à feuilles rondes; [illegible]
- CANCÉROCALISE. — ATTAQUANT TOUS LES TISSUS, principalement les organes des sens, de la génération, [illegible] … *Silaus pratensis*, persil des marais; *Tropæolum majus umbella rubente*, [illegible]
- SPHACÈLE. — GANGRÈNE PROFONDE [illegible] … vin aromatique composé de *Thymus vulgaris*, thym; *Salvia officinalis*, sauge; *Thymus serpyllum*, [illegible]

www.ingramcontent.com/pod-product-compliance
Ingram Content Group UK Ltd.
Pitfield, Milton Keynes, MK11 3LW, UK
UKHW020124200726
13856UKWH00002B/718